ギャンブル依存とたたかう

帚木蓬生

新潮選書

ギャンブル依存とたたかう◆目　次

ギャンブル依存とたたかう

はじめに――人はみんなギャンブル好き

自分はギャンブルなんか嫌いだ、全く興味がない一切やるつもりはない、と言う人がいます。しかし忘年会や新年会の集まりで、ビンゴゲームをやると、乗って来ない人はまずいません。静まりかえっていた会場も最後には熱気に包まれているはずです。ビンゴゲームも、れっきとしたギャンブルなのです。

それでもギャンブルは嫌い、と顔をしかめる人はいるでしょう。しかし好き嫌いは別にしても、誰もがギャンブル依存症になる素質を持っているのです。たとえお釈迦さまであろうと、うまい具合に状況を設定すれば依存症になるはずだと、私自身は思っています。なぜなら、人間の脳の仕組みがそのようになっているとしか思えないからです。

人間以外の動物がギャンブルをするかどうかについては知りませんが、人とギャンブルが切っても切れない結びつきをもっている事実は、歴史をたどってみるとよく分かります。例えば、古代ローマ帝国の暴君ネロ皇帝はサイコロゲームに、今日の金額にして毎回五百万円相当を賭けていたといいます。古代エジプトでは、ギャンブルでこしらえた負債を返すために、石切場の労働者になった貴族もいました。古代インドの叙事詩マハーバーラタの中には、やはりサイコロゲームにのめり込み、まずは真珠や金を賭けることから始まり、家畜や領土も賭けて失い、最後には妻と自分までをも賭けてしまった王子の話が載っています。

同様な例は、わが国でもこと欠きません。持統天皇三年（六八九年）に双六《すごろく》が禁止されたと『日本書紀』は伝えています。さらに天平勝宝六年（七五四年）十月に出された双六禁断の法は、役人に対する細かい刑罰も決めています。六位以下の者は杖打ち百回で、五位の者は現職を解任されたうえ、位禄（位に伴う給料）と位田（同じく田畑）を取り上げられます。四位以上の高官になると、さらに封戸（農民を支配下におく権限）も没収されます。領内の賭博行為を知りつつ黙認する国司や郡司も、解任です。密告者には位階を授けて報奨品まで与えているところからみると、ギャンブル化した双六が相当な勢いで市民生活に浸透していたことが推測されます。

為政者が禁止令をしき、密告まで奨励しなければならないギャンブルは、決して特定の人だけが深みにはまってしまうものではないことを、歴史的事実が物語っています。老若男女を問わず、もちろん貴賤にかかわらず、すべての人がその犠牲者になる可能性をもっているからこそ、時の権力者は禁止令を公布しなければならなかったのでしょう。

今日でも、ギャンブルが放任されている国は世界中を見渡してもありません。全く禁止するか、限定された場所でのみ公認している国ばかりです。未公認のギャンブル行為はすぐさま違法になります。それはおそらく、人間の長い歴史から為政者がギャンブルの危険性を学びとった結果だと思います。

それでは、ある種の条件下におけばあらゆる人がギャンブル依存症になるのは、どうしてでしょうか。これはヒトの脳が、ギャンブルという落とし穴にはまりやすい仕組みになっていると考えたほうがよさそうです。サルからヒトへと進化していく間に、それにともなった変化を遂げた脳を持つヒトだけが生き残ってきた結果だといえます。その変化とは、思いがけない報酬を強く記憶し、同じ行為を繰り返すように指令を出す脳の傾向です。こうした脳の機能を獲得することで、人類は幾多の困難を切り抜け、新天地を切り開いていったのでしょう。

しかしそうしたヒト特有の行動の下地をなしているのは、もっと動物的な脳の傾向です。依存を形成しやすい動物的な脳の機能は、ヒトにおいてはアルコールや麻薬、シンナーなどで遺憾なく発揮されています。そこでは刺激物質によって得られる快を追い求めるだけでなく、その物質が途切れて脳が離脱期の苦しさに耐えかねているのにも原因があるようです。刺激物質が途切れて不快が起こらないように、ヒトはその物質を繰り返し得ようとするのです。

この依存状態は、実験動物においても容易につくり出せます。たとえば、ラット自身がレバーを押して薬物を静脈注射できるようにすると、ラットは自己投与を学習します。薬物が出ないと、気が狂《ふ》れたようにレバーを押し続けます。どこか麻薬患者の薬物希求行動を彷彿《ほうふつ》させます。

ヒトにおけるこのような薬物依存は、ギャンブル依存よりはもっと原始的で根強い依存だけに、国はさまざまな法律をつくって蔓延を防いでいます。私たちもこの種の刺激物質の恐さは知っているので、麻薬やシンナーなどに無節操に手を出しません。アルコールについても、二十年三十年前まではいざ知らず、最近ではその害も知られ、アルコール依存症がれっきとした病気であり、治療が必要である事実はよく認識されるようになりました。

ところがギャンブルの害、つまりギャンブル依存症が病気であることは、まだ一般的な知識になっていません。たぶん、アルコールや覚醒剤に対する依存と違って、ひと目でそれとわかる特殊な物質が体内にはいるようなことがないからでしょう。しかしあとで述べるように、ギャンブル依存にも薬物と同じ離脱症状はあるのです。

こうしたギャンブル依存症に対する世間の理解は、三十年前のアルコール依存症への理解と同じ状態だといえます。その頃、アルコール依存症はアルコール中毒といわれ、病気ではなく、本人の意志が弱いせいだ、ぐらいに思われていました。現在のギャンブル依存も、れっきとした病気でありながら単なる意志薄弱者、未熟性格者の勝手気ままな行為として切り捨てられています。

ギャンブル依存症は誰もがかかりうる正当な病気であり、病気であるからにはその治療法が存在します。そのことを、みなさんに知らせるのが本書の目的です。そして、ある条件下におけばどんな人でもギャンブル依存を形成するという見解に立って、そうした条件をつくらないように社会的・法的に予防策をも講じなければならないと、私は声を大にしたいのです。

ギャンブル依存者は、治療のレールに乗らないかぎり際限なく負け続けます。職を失い、家族を失い、財を失い、負債を負い、底なしの地獄にどこまでも落ちていくのが、未治療のギャンブル依存者の定められた運命です。

わが国にギャンブル依存者が何人いるかは、はっきりした統計がありません。しかし欧米の研究成果も考慮し、現在日本のアルコール依存症者が四百万人、自己破産者の数が年間二十四万人（二〇〇二年）という数字から考えて、少なくとも二百万人ものギャンブル依存者がいると見積もることができます。これは実に政令指定都市四つ分の人口です。しかもこの周囲には、当のギャンブル依存者によって苦しめられ、悩まされる家族や親類・友人・知人がその何倍も存在します。

本書は、ギャンブル依存の当人を含め、それに悩まされるまわりの人々に、病気の性質を説明し、どんな治療法がいいかを周知徹底させるために書かれています。

これまで負け続けていたギャンブルではありますが、ギャンブル依存に対しては、たたかい、最後には勝つ手立てがあるのです。本書はそのための攻略本といえます。

プロローグ──ある主婦の「転落」

わたしが最初にパチンコ店にはいったのは小学生の頃で、父親に手を引かれてのことです。店の中はやかましく、何かが焦げているような臭いがして、わたしは台に座っている大人たちの間をうろうろして、床に転がっている玉をいくつか見つけ、父親にさし出したのを覚えています。父親の台には銀色のパチンコ玉が山盛りになっていて、「それはとっておけ」と父から言われ、拾った玉はそのままポケットに入れました。しかし父はそのあとなかなか帰ろうとせず、わたしが何度も催促したのでようやく腰を上げました。父は景品交換所で玉をビニールで縛った物とキャラメルに換え、キャラメルだけをわたしにくれて「お母さんには黙っとけ」と言いました。

しかし家に戻って、そのパチンコ玉で遊んでいるところを母に見つけられ、「二度と行ってはいけない」と叱られました。

母は父に対しても文句を言い、小さい女の子をパチンコ店に連れていくなど、親の資格はないと、なじりました。その頃、父は青果市場に勤めていたのですが、酒好きで、二日酔いになっては仕事を休みがちでした。豆腐屋の手伝いに行って生活費を稼いでくる母とは仲が悪く、家の中ではどちらかがいつも怒っていたのです。

このとき見たパチンコに、二十八年後の自分がはまってしまうなど、思いもよらないことでした。

四歳年上の兄は頑張り屋で、新聞配達をしながら工業高校を卒業し、大手の電気メーカーに就職して家を出ました。わたしも高校を卒業するとき、大阪に就職を決めました。いつも夫婦喧嘩の絶えない家など、早く出るに越したことはないと無意識に考えていたのかもしれません。

勤めたのは事務用品の販売をする会社で、関西にいくつもチェーン店があり、わたしは二十二歳で結婚するまで三ヵ所店を変わりました。寮があって、そこそこの収入なのでぜいたくをしなければやっていけたのです。同僚にも恵まれ、結婚相手はその女友達の紹介で知り合った人で、五歳年上、信用金庫に勤務していました。夫は真面目人間で酒もたしなまず、平凡ながら何ひとつ不自由しない生活のなかで、二人の子供にも恵まれたのです。

結婚して十年目に建売り住宅を買いました。半分は、主人の勤める信用金庫から借金し、残りは二十年のローンを組みました。主人の給料は、大銀行のサラリーマンとは違ってつつましやかなものでした。決してぜいたくはできず、わたしも何度かパートの仕事を探そうかと思いましたが、そのたびに主人に反対されました。子供が小さいうちは、育児に専念するのが大切だというのです。

上の息子が中学生になり、下の娘が小学校高学年になって、ようやく育児に手がかからなくなったのですが、そこに思いもかけない落とし穴が待ち構えていたのです。

夏の暑い日、スーパーからの帰り道に、開店して間もないパチンコ店に何気なくはいったのでした。

今までは、そこにパチンコ店があることにさえ気がつかないほどでした。それがその日そこに足を踏み入れたのは、財布の中に主人から貰ったばかりの生活費があり、暇をもて余していて、そのうえ暑さのために汗だくになっていたという偶然が重なったからに過ぎません。今となっては心から悔やまれますが、そのときを境にして自分の運命が変わるなど、考えてもみなかったのです。

店の中は冷房がきき、タバコの煙も気にならず、宮殿のようにきらびやかでした。平日の午後にもかかわらず、三分の二ほどの席が埋まっていて、なかに女性の姿もちらほら見えたので安堵しました。今でもはっきり思い出せますが、わたしはそのとき不思議な胸の高まりを覚えました。こんな場所があって、自分もここに好きなだけいられるのだという、これまで味わったことのない興奮でした。

気がついたときはもうプリペイドカードを買って、台の前に坐っていました。プリペイドカードの買い方も、ましてパチンコ玉を打ったこともないわたしが、他の客がやっているのを真似てそこまで行動できたのです。

ハンドルは見よう見真似で握り、打ち始めました。すると、ものの三十秒もしないうちに、何か音がし、目の前のパチンコ台が光り出し、真中にある回転ドラムのようなものが目まぐるしく回り始めたのです。びっくりしながらも、落ちつけと自分に言いきかせ、ハンドルだけは放しませんでした。なおも音と光は続いて、画面上に三つの絵柄がそろうと、銀色の玉が溢れ出しました。それも、ジャラジャラというのでもなく、穴から小山が押し出されるように、グッグッと玉が盛り上がってくるのです。店員さんが駆け寄り、下のストッパーを開いて、プラスチックの箱の中に玉を流し込んでくれました。そうして一段落したときには、受け皿も箱も玉が山盛りになっていました。

はやる気持をおさえ、再びハンドルを握りました。ある程度の玉がなくなれば、早速に引き上げ、何か景品にでも換えようと思ったのです。

しかし、ものの五分もしないうちにまた手ごたえがあり、絵柄がそろって光と音の洪水になりました。またフィーバーです。受け皿が溢れ、また店員さんが箱を取り替えに来ました。そういう当たりが、二、三十分の間に四回ばかり来たでしょうか。最後には店員さんが大きな箱を持って来てくれました。

ひとつ向こうの隣にいた男の人が「奥さん、やりましたな」と声をかけてきたのを覚えています。わたしはもうこれで潮時だと思いました。これ以上ここにいれば、夕食の仕度をする時間がないからです。しかしぎりぎりの時間を考えれば、あと一時間は余裕がありました。

結局、そのあと、何回か大きな出玉になり、腰を上げたのは一時間半後でした。足元に置いた箱に玉がびっしりはいっているのを見て、わたしは千両箱でも掘り当てた気分になっていました。

箱は店員さんがカウンターまで運んでくれました。係員は、こちらが黙っていても玉を金の薄い板に換えてくれ、残りの玉は何と交換するか訊いたのです。その日の夕食は焼肉だったので、反射的にチューインガムと答えました。焼肉屋では、帰りがけによくガムをくれるからです。

景品交換所には、同じように薄い板を持って出て行く人がいたので、あとについて行きました。メダルと交換に受け取ったのは四万七千円でした。たった千円が四万七千円、時間にして二時間弱です。嬉しさに胸が高鳴り、これ以上の幸福はない気がしました。

帰宅すると、娘が軒下にじっと坐っていました。いつもわたしが家にいるので鍵は持たせていなかったのです。娘には素直にあやまり、大急ぎで夕食の準備をしました。

四万円以上儲かったことは、とても主人に言えたものではありません。でも言えないだけ逆に、胸の中の高ぶりは消えず、床について目を閉じてからも、パチンコ台が目の前にくっきり浮かび上がって、なかなか寝つけません。明日は主人と子供を送り出したあと、開店と同時にあのパチンコ台の前に坐ってみようと思い定めてから、高ぶった気持がやっとしずまりました。

次の日、またパチンコ店に行ってみました。本当は十時開店の前に行って並ぼうと思ったのですが、さすがにそれは体裁が悪く、頃合いをみて足を運んだのです。財布の中には、前の日の稼ぎ高を含めて、十万円近く入れていました。

パチンコ店に足を踏み入れて、わたしは、興奮のかたまりが喉から溢れ出るような気分にかられました。これまでに味わったことのない初めての快感です。

前の日に坐った台にはもう男の人が陣取っていたので、そことは背中合わせになった近くの台に決め、打ち始めたのです。その男性がどこかに移れば、すぐさまその席に移動するつもりでいました。

そうやって打ち出したのですが、五千円ほどつぎ込んでも大当りが来ません。とはいえ前の日に勝った分を考えれば、五千円なんか安いものです。三千円分のプリペイドカードを買い込み、場所を変えて打ち出したところ、大当りが来ました。台の中央のカラムがひっきりなしに回り、音が鳴り、色とりどりの明かりが点滅し、受け皿は、玉を箱に流し込んでも次から次に一杯になりました。

出方には波がありましたが、三時頃、腰を上げるときには、足元の箱に玉がぎっしり詰まっていました。また四万円近くの現金を手にすることができたのです。その日はお昼をとることさえ忘れていたので、パチンコ店の横にあるうどん屋にはいって、うどん定食を頼みました。わたしはうどん好きで、いつもはごぼう天うどんにするのですが、その日は奮発して、てんぷらのついた定食にしたのです。財布は一万円札でぶ厚くなっており、今夜は上等の肉を買ってスキヤキにしようと決めたのを覚えています。

以来、毎日欠かさずそのパチンコ店に通いました。主婦というのは暇をつくろうと思えばいくらでもつくれるものです。夫と子供を送り出したあとは、夕食の準備をする四時頃に家に帰ればいいのです。丸々六時間は自由につかえます。苦しかったのは土曜と日曜で、まさか夫と子供を放り出してパチンコ店に行くわけにもいかず、ひとりでうずうずしていました。夫がゴルフに誘われて出かけた日曜などは、子供には昼食用のお金を渡して、自分だけ一目散にパチンコ店に足を向けました。

こうして、お決まりの転落のコースが始まったのです。

初めの一月はほとんど勝ち続けました。自分にはパチンコの才能があったのだ。それを眠らせていただけなのだと自信満々になりました。二月目は、自分ではトントンだと思っていました。しかしあとでよく考えてみると、最初の一月で勝った二十数万円は次の一月であとかたもなく消えてしまったので、実際は負けていたのです。

三月目からは、負けが多くなりました。開店前に店の前に並び、かつて玉を出したことのある台や、他の人がフィーバーした台を我先に確保して打ったのですが、なかなかはいりません。気がついたときには、自分がへそくりで貯金していた九十万円が無くなっていました。

それでも、かつて大当たりした記憶は色あせません。色あせるどころか、かえって鮮明になってくるようでした。パチンコに使うお金を工面するために、家計も切りつめました。洋服も買わず、化粧品の数も減らし、子供に渡す小遣いも惜しくなりました。美容院にも行きません。しかしそうして手にしたお金も、パチンコ台はあっという間に吸い取ってしまいました。

翌日も、前日の負けを取り返すのだと思って、パチンコ店に行くのです。

負けても、後悔はほんの一瞬で、何くそという思いが先に立つのです。一万円が二十分もしないうちに消えて、胸の中を冷たいものが走るのですが、それでコリゴリすることはなく、少ない資金のせいにしてしまいます。元手が一万円でなく三万円あったら勝っていたはずだ、と思うのです。

夫の財布から一万円を抜き取ったり、子供の教材費がいると嘘をついて何千円かをせしめたりしました。その年、ちょうど隣組の組長の番がまわってきて、組費と町内会費を半年分、徴収することになりました。二十数戸分、十万円近くを集金したのですが、十万円をそのまま町内会長のところに持って行くのが惜しい気がしました。十万円を元手にパチンコで稼いで倍にすれば、丸々十万円が手元に残るのです。現金を手にして翌日パチンコ店に走り、懸命に打ちました。一時は勝ちの波に乗りましたが、結局、午後三時頃には全部を使い切っていました。

帰りの道すがら、どうやって十万円を返したものか、そればかり考えていました。夕食の用意も上の空、夫から話しかけられても、気持は使い込んだお金から離れません。町内会長の家にお金を持参するのに、何ヵ月も待たせては、変に思われます。

翌日、預かっていた夫の預金通帳を持って銀行に行き、十五万円を引き出しました。暗証番号は聞いて知っていたのです。いずれ、夫からもらう生活費で十五万円振り込めばすむと考えたのです。町内会長のところに早速十万円持って行った帰り、五万円を手にしてパチンコ店にはいりました。借りたお金の返済をどうするか、そればかり考えて出口が見えなかったのに、パチンコ店に足を踏み入れたとたん、悩みも胸のつかえも、どこかに吹きとんでしまいました。かつて勝った台が空いていたのでこれ幸いに坐り、打ち始めました。今度こそは絶対に勝つような気がしました。

しかし駄目でした。五万円を使い切ってしまい、呆然と店を出ました。後悔で自分を責める気持と、どうなってもいいという自暴自棄の気持が混じりあい、その脇で、借金を何とかしなければならないという気持が渦巻きました。実家の母に電話したのは翌日でした。子供が怪我をして治療費がかかると、嘘をつきました。父親は青果市場を定年退職し、碁会所に通う毎日で、母はスーパーの下働きをしていました。つつましい生活ながらも、いくらか貯金があるのは知っていたのです。

驚いた母はすぐに見舞いに来ると言いましたが、何とか押しとどめ、父や夫には内緒にしておくよう念をおしました。二十万円がわたしの口座に振り込まれたときは、黒くよどんでいた胸がパッと晴れました。夫の口座にまず十万円を振り込みました。本当は十五万円振り込むべきなのですが、残金の五万円はパチンコで勝ってからにしようと思ったのです。

しかしその十万円も、三日ですってしまったのです。もうその頃には、不眠はあたり前になっていました。頭のなかでは、パチンコをやめなければいけないと思っても、翌朝になると落ちつきません。新聞のチラシに新台入れ替えの広告がはいったりすると、もうお手上げです。なけなしのお金を持って、足はパチンコ店に向かっていました。

子供二人にかけていた生命保険を解約し、その次には自分のものも解約しました。さすがに夫のものにまでは手をつけられません。母から子供の怪我の具合を尋ねる電話がかかってきて、あそうだったかと、とりつくろいの返事をしました。夫からどこか身体の具合が悪いのではないかと訊かれたのもこの頃です。夫の口座からお金を引き出したことは、まだ気づかれてはいません。夫に買ってもらった真珠やプラチナのネックレスも、質屋に預けたままになっていました。

わたしはもともときれい好きで、家の中はいつもピカピカに磨き上げていたのですが、風呂やトイレが汚いままでも気にならなくなりました。ごはんがおいしくないと、長男が文句を言いました。生活費は切りつめられるだけ切りつめ、料理にも身がはいらないので、まずいのは当然です。

眠っているとき以外は、どうやってパチンコの資金づくりをするかばかり考えていました。再度母親に無心する口実を思いつき、夫が信用金庫の金を流用していたのが発覚して、クビになろうとしていると泣きつきました。あと百万円あれば何とか穴埋めできて、解雇は免れると嘘をついたのです。あれほど毛嫌いしていた嘘や借金も、もう平気でした。

母は困りながらも同情して、お金を振り込んでくれました。入金があればしめたものです。胸がふくらみ、晴れ晴れした気持で、いつの間にかパチンコ店の喧噪の中に身をおいていました。

しかしそのお金も一週間でなくなりました。幽霊のような毎日でした。お金がないと、何をしても胸の内はどんよりと曇ったままで、生きている心地がしないのです。嘘と策略でお金を手にしてはパチンコ店に急ぐ生活——。お尻に火がついたような生活が何ヵ月か続きました。

ある日、早目に帰宅した夫が、ものすごい剣幕でわたしを呼びつけ、問いただしたのです。夫には、ごめんなさいと涙を流してあやまりました。実はその後夫の保険も解約していたのです。の預金を百万近く引き出していました。パチンコに使ったと正直に白状しましたが、母親からの借金、貴金属の質入れ、家族全員の保険の解約については、とうとう口にしませんでした。洗いざらい言うのをためらわせる、妙なプライドがあったのです。

夫は、もうパチンコをしないという誓約書を書かせ、実印や通帳を取り上げ、生活費も一週間単位で渡すと言明しました。はいと言うしかありません。百パーセント、悪いのはわたしなのです。

パチンコ店から足が遠のいたのは、その後の三ヵ月間でした。それまでの生活を反省し、夫と子供を送り出したあとは、家の片づけに精を出し、手渡された生活費で食事も作りました。パチンコにのめり込む前の元の生活に戻ったはずなのですが、何か自分自身は前の自分ではない気がしました。家の中でじっとしていると落ちつかず、胸の内にはポッカリと空洞があいたままなのです。

古いパチンコ店から五百メートルくらい離れた道沿いに、新しいパチンコ店が開店したのはその頃でした。大きな構えの鉄骨が組み上げられている間、何だろうかと思っていたのですが、上の階に駐車場を完備したパチンコ店だと分かってからは、胸騒ぎがおさまらなくなりました。

開店の前日、駅近くのサラ金に行き、保険証を見せて、十万円を借りました。難しい書類など何もなく、あっけないほど簡単にお金を入手できたときは、嬉しさと充実感でウキウキした気分でした。その夜はステーキを作ってやり、子供や夫を喜ばせ、翌日の開店に備えたのです。

日曜日で、夫は家にいたのですが、友人とスーパーで待ち合わせをしていると嘘をつき、開店前に店の前に並びました。もう百人ほどが集まっており、そのうちの三割は女性でした。みんなもやっているのだ、と妙な安心をしたのを覚えています。

初めの一週間、毎日通いました。玉は面白いほど出て、三日後にはサラ金に返金、それでも手元に五万円ばかり残ったのです。やっぱり自分には才能があると自信を取り戻しました。

あとはまたお決まりのコースでした。しかも今度は前回よりひどく、底なし沼に落ちて行ったのです。

息子が高校に上がり、娘が中学生になった頃、娘の担任から呼び出しがあり、学校を休みがちであることを知らされました。いわゆる不登校です。娘に問いただしましたが、黙っているだけです。叱りつけず、無理強いしてもいけないと聞かされたので、わたしも何も言いませんでした。夫にも話さなかったのですが、その頃のわたしは、子供のことなどどうでもよくなっていたのです。

サラ金への三百万の借金、実家からの借金が夫に発覚したのは、半年後でした。このときは、両親だけでなく、実兄までも東京から駆けつけました。「お前は賢い妹で、しっかり者だと思っていたが、いつ性根を腐らせてしまったのだ。目を覚ませ」と、兄はわたしを平手打ちしました。借金の半分は、兄が肩代わりしてくれましたが、まだ白状していない別のサラ金への借金が五十万円ほど残っていたのです。

こんな具合に、夫や親兄弟、子供たちから馬鹿、犬畜生呼ばわりされても、わたしのパチンコ店通いは止まりませんでした。学校に行かない娘にも声をかけずに家を出、朝十時になるとパチンコ台の前に坐っていました。保険証は取り上げられていましたが、住所と電話番号だけでお金を貸してくれるサラ金はいくらでもあります。しかも身内には黙っていてくれるというのです。ヤミ金融まがいのサラ金のはずですが、わたしは金を貸してくれるところであれば、何でもよかったのです。もうどこでいくら借りているのか、分からなくなっていました。

土曜と日曜は夫が家にいて、わたしを見張っていました。その週末の二日間が苦しいことといったらありません。もちろん夫との会話もなく、家の中の雰囲気は吹きさらしの小屋のように寒々としていました。食事にインスタントものが多くなり、食器も洗うのが面倒臭いので、使い捨ての紙皿を使うようになりました。夫から週の始めにもらう生活費は、あっという間に消えてしまいましたが、サラ金から借りたお金はいつも財布の中にありました。こっちから借りては、あっちに返すというやり方をしているだけで、稼いではいないのに、手元にあるお金は自分のものだと思えるのです。

借金が雪だるま式に増えているのは、漠然と分かってはいました。夫にばれたらどうなるのか、兄が知ればもう許してくれないだろうと思うと、気が滅入り、死んだほうがいいとも思いました。神社の境内をうろついては枝に紐をかけてみたり、助けて下さいと祈ってみたり、自分で首を締めてもみました。でも死ぬのはそう簡単ではありません。

足がパチンコ店に向かうとき、派出所に飛び込み、手を縛って下さいと頼もうかとさえ思ったこともあります。

しかしどんな迷いも苦しみも、捨て鉢の気持も、パチンコ店の中にはいると嘘のように消えてなくなり、別人になった自分を感じるのです。手のふるえも、胃の痛みもどこかにいってしまいます。

ある日の夕方近く、パチンコ台の前に坐っていると、後ろから声をかけられました。夫が恐い顔でにらみつけ、その後ろに息子と娘も立っていました。

引っ立てられるようにして家に連れ戻され、離婚を言い渡されました。借金の額を訊かれて、おおよその額を答えました。その借金は全部自分が払う、その代わりここに判をつき、この家を出て行ってくれ、お前の両親と兄さんには俺から連絡を入れる。夫は絞り出すような声で宣告しました。娘は目に涙を浮かべ、息子は化物でも見るような眼で、わたしを眺めていました。

もう自分には、妻としての資格も母親の資格もない。これでいいのだと、わたしは案外冷静な気持で、離婚届に判を捺したのです。

第一章　ギャンブル依存症とは何か

1　病的賭博と強迫的ギャンブル

〈はじめに〉の項でギャンブルの歴史について触れました。人類は何千年にわたってその行き過ぎの状態を見てきているはずですが、病気の一種だとみなされたのは、たかだか八十年前にすぎません。二十世紀前半の精神分析学者が最初にこの病に目をつけました。さまざまな議論のなかで、後世に大きな影響を与えたのは、ジグムント・フロイトによる『ドストエフスキーと父親殺し』という論考です。

発表されたのは一九二〇年代の終わりで、ドストエフスキー作品のドイツ語訳の刊行がきっかけになりました。『カラマーゾフの兄弟』の中で描かれた父親殺しのエピソードは、そのままドストエフスキーの想念にほかならなかったことをフロイトは指摘します。ドストエフスキー自身に、父親を亡き者にしたい願望があったというのです。もちろんこうした行為は法律、さらにはタブーをも破ることになるわけで、作者には当然自責の念が埋火《うずみび》のように残ります。

一方、ドストエフスキーの妻の日記などから、ドストエフスキー本人が病的な賭博者であったことが明るみに出されていて、フロイトはそこに注目します。すっからかんになり、妻の前にひれ伏して謝罪するドストエフスキーの姿に、自罰の心理機制を見たのです。つまりギャンブルは、父親の死を望むという背徳行為に対してドストエフスキーが罪悪感をいだき、自らを罰するために行ったと考えました。

フロイトはまた、子供が自分の性器を弄ぶ行為と、賭博が同じ用語（spielen）である事実、そして双方とも手を使う行為であることから、賭博を自慰行為の代償としてもとらえました。

このほかにも精神分析学派からは、賭博による勝ちと負けを、性的行為におけるオーガスムと射精に見たてる意見や、幼児が同じ遊びを反復して倦きない現象と同一視する見方などが出されました。しかし今日的な眼からすると、フロイトの見解も含めて、いずれもこじつけの域を出ない推論のように思われます。

それよりも、ドストエフスキーが自分の体験をもとに書いた小品『賭博者』のほうが、何の解釈もつけずに病的賭博の実態を赤裸々に描いていて参考になります。確かにドストエフスキーは、所持金を賭博ですってしまい、ツルゲーネフからも借金した経歴をもつほどの病的賭博者でした。『賭博者』の主人公アレクセイは当初ギャンブルを軽蔑していました。ところが勧められてカジノに足を運び、初日に大勝ちしてしまいます。それが記憶として残り、負けがこんできてもいつかは必ずツキが回ってくるという不合理な考えに支配されはじめます。そして恋人のポリーナから邪険にされて気分がめいるたびに、ギャンブルに走ってしまうのです。

ドストエフスキー夫人の日記によると、ギャンブルに負けてすっからかんになったときこそ、夫の創作活動は旺盛になったといいます。ドストエフスキーの作家活動は、ギャンブルの代償行為だったのかもしれません。

ギャンブルと作家の結びつきでいえば、卑近なところでは『007』シリーズのイアン・フレミングも大変な賭博者です。『ゴールドフィンガー』や『カジノ・ロワイヤル』には彼の豊富なギャンブル経験が大いに生かされています。そのフレミングが遺した言葉は、全く真実を言い得て妙です。「ギャンブルに絶対勝つ方法はただひとつ、イカサマをすることである」というのですが、病的賭博者にはその真実が通用しません。いくら負けても、勝つことを信じて、最後まで賭け続けます。

本書ではこれまで、ギャンブル依存や病的賭博という用語をごちゃ混ぜに使ってきました。その他にも強迫的ギャンブル（賭博）という言い方があります。いずれも同じ実体をさす、さまざまな呼称と考えてさしつかえありません。

一九七〇年代、やめたくてもやめられないギャンブル行為が手洗い強迫や確認強迫と似ているところから、強迫的ギャンブルと呼ばれていました。確かにこの言い方は、今日でもなお流布しています。例えば最近、多くの精神科的障害を「強迫的スペクトラム」として、ひとまとめにして考える動きがあります。これは強迫性（compulsivity）を一方の極、衝動性（impulsivity）を他方の極に置き、どちらの要素が濃厚かによって、強迫性障害・心気症・醜形恐怖・摂食障害・離人症・トゥレット症候群（身体性のチックに声帯チック、汚言症が伴う小児期発症の疾患）・

抜毛癖・病的賭博・性倒錯・境界性人格障害・反社会的人格障害（放火癖や万引癖も含む）などを、一群の疾患としてとらえます。その背景には、危機回避や損害逃避などの性格傾向や、髄液中の物質の増減、前頭葉の働きの具合などが微妙に異なっている病態があるというのです。

こうした見方は、病的賭博を心理行動面と生物学的な側面から探究できる利点はあります。しかしだからといって「強迫的ギャンブル」という呼称のみを流布させる理由にはなりません。

私自身は、病気の性質と治療のやり方の両面から見て、アルコール依存や薬物依存同様、ギャンブル依存（症）と呼んだほうがいいと考えています。その理由はあとで述べるとして、本書ではその言い方を多く使うことになります。

2　ギャンブル依存の症状と診断

ギャンブル依存が精神疾患のひとつとしてきちんと分類されたのは一九八〇年です。米国精神医学会が刊行した『精神疾患の診断と統計マニュアル第３版』（ＤＳＭ―Ⅲ）がそれで、一九九四年には改訂されて第４版（ＤＳＭ―Ⅳ）が出ました。診断の決め手には次の十項目があげられています。

①常にギャンブルが頭から離れない。
②賭ける金額を増やさないと満足しない。

③ギャンブルをやめようと思うができない。
④ギャンブルをやめているときイライラする。
⑤嫌な問題や気分を紛らわすためにギャンブルをする。
⑥ギャンブルで損した分をまたギャンブルで取り返そうとする。
⑦ギャンブルをしているのに、していないと嘘をつく。
⑧ギャンブルに使うお金を工面するために違法行為に走る。
⑨ギャンブルのために怠業したり、約束を破ったりする。
⑩ギャンブルで金をなくし、他人のお金にまで手を出す。

これらの十項目のうち五項目以上があると、病的賭博と診断されます。

一方、ギャンブラーズ・アノニマス（GA）という自助グループでは、次のような「二十の質問」をしています。

①ギャンブルのために仕事や学業がおろそかになることがありましたか。
②ギャンブルのために家族が不幸になることがありましたか。
③ギャンブルのために評判が悪くなることがありましたか。
④ギャンブルをした後で自責の念を感じることがありましたか。
⑤借金を払うためのお金を工面するためや、お金に困っているときに、何とかしようとしてギ

ャンブルをすることがありましたか。
⑥ギャンブルのために、意欲や能率がおちることがありましたか。
⑦負けたあとですぐにまたギャンブルをして、負けを取り戻さなければと思うことがありましたか。
⑧勝ったあとですぐにまたギャンブルをして、もっと勝ちたいという強い欲求を感じることがありましたか。
⑨一文無しになるまでギャンブルをすることがよくありましたか。
⑩ギャンブルの資金を作るために借金をすることがありましたか。
⑪ギャンブルの資金を作るために、自分や家族のものを売ることがありましたか。
⑫正常な支払いのために、「ギャンブルの元手」を使うのを渋ることがありましたか。
⑬ギャンブルのために、家族の幸せをかえりみないようになることがありましたか。
⑭予定していたよりも長くギャンブルをしてしまうことがありましたか。
⑮悩みやトラブルから逃げようとしてギャンブルをすることがありましたか。
⑯ギャンブルの資金を工面するために、法律に触れることをしたとか、しようと考えることがありましたか。
⑰ギャンブルのために不眠になることがありましたか。
⑱口論や失望や欲求不満のために、ギャンブルをしたいという衝動にかられることがありましたか。

⑲良いことがあると、二、三時間ギャンブルをして祝おうという欲求が起こることがありましたか。
⑳ギャンブルが原因で自殺しようと考えることがありましたか。

これら二十項目のうち七項目以上あてはまれば、強迫的ギャンブルの診断が下されます。

ここで注意すべきなのは、いずれの項目の質問も、「ありましたか」という過去形を使っている点です。これは現在ギャンブルをやめていても、過去にそうした体験があれば症状として考慮されることを意味しています。これこそが重要な視点なのです。なぜなら、現在ギャンブルをやめているからといって、病気が治癒しているとはいえないのがギャンブル依存の特徴だからです。再びギャンブルに手を染めると、またたく間に元の状態に立ち戻ってしまいます。

ギャンブル依存症を診断するために私が勤務する病院で使っているのは、サウスオークス・ギャンブリング・スクリーン（SOGS）という、スクリーニング用の質問表の邦訳です。SOGSは、ギャンブルの治療で成果をあげているニューヨークのサウスオークス財団によって、一九八〇年代後半に開発されたもので、米国での有効性が確認されています。日本でも通用するかどうかについては、まだ正式な検証はなされていませんが、私自身は前にあげた二つの診断表よりは使いやすく、患者さんも答えやすいのではないかと考えています。以下に見てみましょう。

①ギャンブルで負けたとき、負けた分を取り返そうとして別の日にまたギャンブルをしました

か。

a・しない　b・2回に1回はする　c・たいていそうする　d・いつもそうする

②ギャンブルで負けたときも、勝っていると嘘をついたことがありますか。

a・ない　b・半分はそうする　c・たいていそうする

③ギャンブルのために何か問題が生じたことがありますか。

a・ない　b・以前はあったが今はない　c・ある

④自分がしようと思った以上にギャンブルにはまったことがありますか。

a・ある　b・ない

⑤ギャンブルのために人から非難を受けたことがありますか。

a・ある　b・ない

⑥自分のギャンブル癖やその結果生じた事柄に対して、悪いなと感じたことがありますか。

a・ある　b・ない

⑦ギャンブルをやめようと思っても、不可能だと感じたことがありますか。

a・ある　b・ない

⑧ギャンブルの証拠となる券などを、家族の目にふれぬように隠したことがありますか。

a・ある　b・ない

⑨ギャンブルに使うお金に関して、家族と口論になったことがありますか。

a・ある　b・ない

⑩借りたお金をギャンブルに使ってしまい、返せなくなったことがありますか。

a・ある　b・ない

⑪ギャンブルのために、仕事や学業をさぼったことがありますか。

a・ある　b・ない

⑫ギャンブルに使うお金はどのようにしてつくりましたか。またどのようにして借金しましたか。あてはまるものに何個でも○をつけて下さい。

a・生活費をけずって　b・配偶者のお金から　c・親類、知人から

d・銀行から　e・定期預金の解約　f・保険の解約

g・家財を売ったり質に入れて　h・消費者金融から　i・ヤミ金融から

採点は、質問①はcまたはdで1点、質問②③はbまたはcで1点、質問④〜⑪はaで1点、質問⑫は○の数だけ各1点で算出します。5点以上が病的賭博者です。

それでは5点に満たない4点をとった者は、どう考えたらいいでしょうか。私はこれを「問題賭博者」と名づけて、病的賭博者の予備軍と考えてさしつかえないと思っています。というのも、これらの人たちは治療しないかぎり、遅かれ早かれ、れっきとした病的賭博者になる運命にあるからです。その意味では、3点や2点をとった人についても、同じことがいえると思います。

以上、長々と三種の症状リストを見てきました。そこで、ある傾向に気づいた読者も多いのではないでしょうか。それは、すべての診断項目が、心理的あるいは社会的な行動の変化に基づい

ているという点です。通常、医学的な診断には生化学や生理学上の変化が用いられます。高血圧症であれば拡張期血圧と収縮期血圧、糖尿病であれば空腹時血糖や尿糖などです。ところがギャンブル依存の診断には、そうした数値はいっさい含まれません。

これは、ギャンブル依存症にどういう身体的な変化が生じているか、まだ確実なことが分かっていないのが大きな理由です。しかし、そうした変化がないわけではありません。これについては次の章で詳しく論じます。

3　なぜ「ギャンブル依存症」と呼んだほうがいいのか

先に私は病的賭博や強迫的ギャンブルという呼称よりも、ギャンブル依存（症）のほうが使いやすいと言いました。患者さんや家族にも理解しやすく、また治療のうえでも役に立つ呼び方は、何といっても「ギャンブル依存症」だと思うからです。その理由についてこれから述べます。

先述した米国の診断マニュアル（ＤＳＭ－Ⅳ）は、病的賭博を「衝動制御の障害」の項に分類しています。内から湧き上がってくる衝動を抑えきれないために生じる精神障害という意味でしょうが、この定義ではいまひとつ実態がはっきりしません。〈衝動〉が何なのか、不明確なままに議論が成り立っているからです。

またこの診断マニュアルと同様に、精神医療の現場でよく使われている診断分類に世界保健機関（ＷＨＯ）が一九九二年に作成した第十回国際疾病分類（ＩＣＤ－10）があります。そこでは、病的賭博は「習慣および衝動の障害」のなかに入れられています。〈習慣〉の障害となれば、生活習慣病と同じようになってしまいますし、〈衝動〉の障害であれば米国の診断マニュアルと同じ見解です。

「衝動制御の障害」にしても、「習慣および衝動の障害」にしても、そこに分類されている障害は同じです。病的賭博の他には、放火癖（病的放火）、窃盗癖（病的窃盗）、抜毛癖（抜毛症）の三つが代表的な疾患としてはいっています。窃盗癖は万引癖と言いかえていいと思いますが、これと放火癖はそのまま犯罪行為とみなされます。抜毛癖は犯罪行為ではありませんが、かといって自分の毛を抜く行為とギャンブル行為が似ているとも思えません。仮にもしこれら四種類の障害が同類であるとすれば、ひとりの患者が病的賭博と抜毛癖に同時に罹患することも頻回にあってもよさそうですが、実際はきわめて稀です。あるときはギャンブルに、またあるときは放火癖にという具合に、症状が互いに移行してもよさそうですが、そうした例も非常に稀です。ただし、万引癖については私も合併症を診たことがあります。米国の報告では万引癖の一割、イタリアでは二割に病的賭博が合併していたといいます。

詳しくはあとの章で述べますが、アルコール依存症に病的賭博が合併している割合も優に一割を超えます。またアルコール依存症までには至らなくても、その準備段階ともいえるアルコール乱用と病的賭博が交互に出現する場合も高頻度に見られます。少なくともギャンブル依存は、万引や放火、抜毛癖などの衝動制御障害よりはアルコール依存症と臨床的に重なる部分が多いのは確かです。

さて、そもそも依存とは何でしょうか。以下の六つの特徴があげられます。

①ある物質や行動への渇望、②そうした物質の摂取や行動の制御困難、③離脱症状、④耐性、⑤その物質摂取や行動以外に対する関心の低下、⑥その物質や行動に起因する障害があるのにもかかわらず、摂取や行動を継続する。

このうち④の耐性とは、摂取する物質が次第に増えたり、行動が頻繁になることです。アルコール依存症を例にとると、ますますアルコール量が増えることがそれにあてはまります。③の離脱症状は、アルコールの摂取が途切れたときにおこる発汗や手の震えがそうで、もっと重症の場合は、夜間の不眠や小動物の幻視が起こります。

はたして病的賭博にこれらの依存の要素があるかどうか、どうでしょう。

①のギャンブルへの渇望は確かにあてはまり、②の制御困難も、ICD―10やDSM―Ⅳで衝動制御障害と把握されているように適合します。④の耐性は、ギャンブルの賭け金が次第に多額になり、しかもリスクの大きいほうに賭ける傾向があるので、これも問題なくあてはまります。

⑤のギャンブル以外に対する興味の低下は、全くそのとおりです。生活がギャンブル一色に染め上げられ、他の娯楽や知的活動は影をひそめ、服装にもかまわなくなります。病的賭博者の頭のなかは、いかにしてギャンブルをするためのお金を入手するか、そのことだけで占められてしまいます。ギャンブルからさまざまな問題が生じているにもかかわらずその行為をやめないという⑥については、もはやいうまでもないでしょう。病的賭博者はギャンブルをやめようと思ってもやめられず、地獄へと続く道をひたすら走り続けるのです。

それでは③の離脱症状についてはどうでしょうか。通常、離脱症状は、ある物質が体内にはいったあと、その物質が摂取されなくなって血中濃度が下がることによって出現します。アルコールや睡眠薬、覚醒剤などがいい例です。ところがギャンブルでは、体内にはいる物質は何もありません。当然、離脱症状など起こらないと考えたくなりますが、事実はそうではないのです。

前日まで競馬に明け暮れていた病的賭博者を、困り果てた家族がマンションの一室に閉じ込めて外に出られないようにしたとします。部屋の中にはテレビやラジオもなく、パソコンももちろんありません。競馬雑誌も競馬関係の本も置いていません。そうすると、翌日あたりからその賭博者は落ちつかなくなり、部屋の中をうろうろし始めるでしょう。生汗も出、手指もふるえ、睡眠のリズムもおかしくなって、夜中も眠れなくなります。重篤な場合には、知らず知らず競走馬の名前を叫んでいるかもしれません。本人は、競馬場の中にいて、目の前を自分が賭けている馬があたかも疾走しているかのような幻覚に襲われているのです。

そこまで重症でなくとも、病的賭博者はそのギャンブルを中断したとたん、不安や落ちつきのなさ、集中力困難、怒りやすさ、睡眠障害など、さまざまな症状に見舞われます。これが紛れもない離脱症状です。しかも、アルコール依存症の離脱症状は、アルコールを断って三、四日後から始まり、一週間から十日後に終わるのが普通ですが、病的賭博者の離脱症状はそれより早く始まり、ずっと遅く終わります。私の印象では、もちろん重症度によりますが少なくとも一ヵ月は続くような気がします。

そうすると、病的賭博は依存の要素をすべて満たしていることになり、依存症と言っても何らさしつかえないことが分かります。実際に、薬物依存やアルコール依存の重症度を計る評価尺度が、ギャンブル依存症にも充分使えるという研究もあります。

人がいったんアルコール依存症になってしまうと、たとえ十年間断酒生活をしていても、ひとたびアルコールが口にはいると、旬日の後にもとの依存症に立ち戻ります。ギャンブルの場合も全く同様で、ひとたび依存状態になった人は、ギャンブルを断った後でも、またギャンブルに手を染めると元の状態に陥るのです。

このように多くの角度から考えて、病的賭博も強迫的ギャンブルも、ギャンブル依存症と呼んだほうが理にかなっています。本書ではこうした理由で、主としてギャンブル依存（症）という用語を使います。

4　ギャンブルの種類

ギャンブルの種類は多様で、時代と地域によって異なります。また何世紀にもわたって続いている老舗のギャンブルもあれば、いつの間にか廃れてしまうギャンブルもあります。そして、人間はいつも新しいギャンブルを考案しようとやっきになっている存在でもあるようです。

日本で七世紀に禁止令まで出た双六賭博は、その後も息長く存続し、今でも命脈を保っているのではないでしょうか。他方、西洋で紀元前から行われてきたサイコロ賭博は、現在ではほとんど使われていないはずです。

動物を使ったギャンブルでは、競馬や闘鶏などの一部をのぞき、地域差に富んでいます。コオロギ賭博やゴキブリ賭博、闘ラクダや闘蛇、ネズミレースや亀レース、ドッグレース、蟹レースなど、ことに地域差が濃厚です。

原始的な形のルーレットは、アメリカ先住民やイヌイットの間で昔から使われていたといわれます。しかし今のような形になったのは十九世紀であり、現在に至るまで代表的なギャンブルです。比較的近年になって出現したのは、ナンバー・ゲームであるロトやサッカーくじ、宝くじ、スロットマシンなどです。この他にも、競馬、競艇、オートレース、花札賭博、賭け麻雀、パチンコなどがあります。

そして将来重要になってくるのは、株取引のデイ・トレードやインターネット上のギャンブルでしょう。特に後者のいわゆるネットギャンブルは、米国でも高校生や大学生の間に急激に浸透していて、二〇〇三年の時点で利用者は二千万人、生み出された収益は三十億ドル以上と推測されています。

ギャンブル依存には、それぞれのお国柄が反映されます。日本のギャンブルの最大の特徴は、何といってもパチンコ店の存在です。他国にほとんど存在しないわが国独特のパチンコ店は、全国で約一万六千軒あるといわれています。たいていのギャンブルが法律によってその場所や実施方法が限定されているのに対し、パチンコ店にはその制約もありません。あたかもカジノを、日本全土に満遍なくちりばめて設置しているのと同じなのです。

通常外国では、性別や年齢層によってギャンブルの対象にかなりの違いが現れます。例えばカジノでのルーレットであれば中年以上の男性、スロットマシンなら若者という具合です。しかしパチンコ店がごく手近にあるわが国では、老若男女を問わず、加えて貧富の差もなく、誰しもが気軽にパチンコに手を伸ばせます。パチンコ人口は約二千万人といわれており、これまた誰もがギャンブル依存症に陥る危険性をもっているのです。

わが国のパチンコ産業全体の年商はおよそ三十兆円と見積もられています。この額は自動車業界の総売り上げをも凌駕し、国民の総医療費と肩を並べています。また出版業界の年商が三兆円ですから、単純に比較してもその十倍です。いかにこのギャンブル産業が隆盛をきわめているかが分かります。車の中に幼な子を残したままパチンコに夢中になって、子供を熱中症で死なせた若夫婦や若い母親のことが、よく新聞をにぎわします。おそらく十中八九、その親はギャンブル依存症であると言えるのではないでしょうか。

5 プロのギャンブラーはギャンブル依存者とどう違うか

明けても暮れてもギャンブルに粉骨砕身している点では、プロのギャンブラーもギャンブル依存者も同じです。両者はいったいどこが違うのか、という質問をよく受けます。簡単に答えれば、プロのギャンブラーとはギャンブルによって生計をたてている人です。これに対して、ギャンブル依存者はギャンブルによって身上をつぶす人です。したがって、プロのギャンブラーでありながらギャンブル依存症にかかることはなく、またギャンブル依存者がプロのギャンブラーになることもありません。両者は水と油のように違うのです。その違いはどこからくるのでしょうか。ギャンブルに対する考え方と行動が違います。ギャンブル依存者の特徴の第一は、耐性です。小さな賭け金や本命狙いでは満足しなくなります。依存が進むにつれ賭け金が次第に大きくなり、しかもリスクの高いものに賭けるようになります。競馬を例にとると、来そうもない馬に多額のお金を張り、いきおい丸裸になりがちです。プロのギャンブラーはその反対で、リスクの高いものには小さく、手堅いものに大きく張るので、丸損にまでは至りません。

第二の特徴は、ギャンブル依存者にみられる硬直した思考です。魔術的思考といってもいいかもしれません。ある月の二十六日に競馬場に行ったとすると、1レースから最終レースまで連勝の2―6を賭けます。十五日なら1―5です。パチンコであれば、一年中負けても勝っても316番の台で打ち続けます。なぜなら、あるときその316番の台で大儲けをしたからです。あるいは、その番号が直感でひらめいたからです。プロのギャンブラーは、そんな単純な考え方では生活できません。二十六日であっても、あくまでもデータに基づき、しかるべき連番に賭けるのです。パチンコでも、台や店のクセをしっかり把握したうえで勝負します。

加えてギャンブル依存者は反省がなくなります。パチンコで三万円をあっという間になくしても、失敗の原因を探りません。あと五万円あったら絶対勝っていた、時間的に余裕がありさえすれば勝っていたはずだと、傲慢な硬直思考で口惜しがるだけです。

第三の特徴もやはり依存症に特有なもので、ギャンブル依存者は引き際を知りません。勝っていようが負けていようが、最終レースまで賭け続けます。しかも直前のレースまで大勝ちしていても、手にした儲け金を最終レースに全部つぎ込むようなこともします。パチンコであれば、閉店まで打ち続けます。これは、アルコール依存者が、飲みだしたら途中でやめられないのと全く同じです。プロのギャンブラーはそんな無謀なことはしません。勝負の旗色と自分の体調とを天秤にかけつつ、潮時をちゃんと見きわめるのです。

とはいえ、今の世の中でプロのギャンブラーであり続けるには、相当の困難があります。競馬や競艇で身上をつぶした話はいくらでもころがっていますが、それで御殿を建てた話は聞きません。パチンコもしかりです。その意味では、プロのギャンブラーというのは概念上の存在かもしれません。プロもギャンブルから離れられない点では広義の依存症と同じであり、早晩ホンモノの依存症になるのでしょう。いずれにしても、プロであり続けるために使う知力と体力、そして時間を、他の分野につぎ込めば、ギャンブルで得る涙金以上の収入を得られること必至です。なんとももったいない話です。

第二章　ギャンブル依存者の身体的変化と遺伝・性格

1　ギャンブル依存症の身体的変化

前章で、ギャンブル依存症の診断基準に身体的な数値が含まれていないと述べました。しかしだからといって、身体に何ら変化が起こっていないというわけでもありません。他の精神科の疾患と同じく、脳を主体とする身体の変化が次第に解明されはじめています。

身体的変化を大まかに知るのには、生理学的手法と生化学的な手法がよく使われます。たとえば血圧測定は生理学的手法のひとつで、物理的に身体の機能を知るためのものです。一方、生化学的手法は、体内の物質を分析したり測ったりして変化をつかみます。血糖値がその良い例です。

まず生理学的な研究では、ギャンブル依存者とそうでない人たちをカジノに入れて、心拍数を比較する実験結果があります。ゲーム開始とともに依存者ではみるみるうちに心拍数が増え、ゲームが終了したあとも、頻脈は長く続きます。健常者では、ゲームが終わるとすぐに脈拍は平常の値に戻ります。この結果からも、依存者はゲームに対して、過度に興奮しやすく、醒めにくい身体的な下地が形成されているとみなすことができます。

脳波を調べた実験もあります。通常の脳波ではなく、知的作業をさせて脳波の左右差をみるものです。言語的な作業をさせると左半球、図形や感覚的な課題を与えると右半球がそれぞれ活動を高めるのが普通です。しかしギャンブル依存者にはこの活動分化が生じません。これは、アルコール依存者や注意欠陥多動障害の児童と似通った結果で、疾患上も相通じると考えていいのかもしれません。

生化学的研究には、手っとり早く髄液や尿、血液などに含まれる物質の量を測る方法があります。脳内で生体の機能を制御している代表的な神経伝達物質は、ドーパミンとノルアドレナリン、セロトニンです。ドーパミンは行動の活性化、ノルアドレナリンは行動の維持、セロトニンは行動の抑制を、それぞれつかさどっていると言われています。もちろんこれは、単純化したうえでの考え方です。

このうち髄液中のドーパミンや、その代謝物である3・4－ジヒドロキシフェニル酢酸とホモバニリン酸を調べると、ドーパミンの減少と代謝物の増加が認められています。つまりギャンブル依存者の脳内では、ドーパミンがどんどん生産され、消費されているのです。びっくりするような轟音《ごうおん》を聴かせて、その直後百分の一秒単位で脳波の波形の変化を見る最近の実験では、やはり、依存者でドーパミンの過活動が確認されました。

逆にノルアドレナリンと、その代謝物の3－メトキシ－4－水酸化フェニルグリコールは、髄液中で増加しています。ノルアドレナリンは尿中の排泄量も増えているので、脳内でノルアドレナリンが大量に生成され、消費されているとみなすことができます。

それではセロトニンはどうでしょうか。髄液中でセロトニンも、その代謝物である5‐水酸化インドール酢酸も増加していません。しかしセロトニンの活性度を示す血小板のモノアミン酸化酵素は低下しています。また、セロトニンレセプターの感受性の指標とされるのが、クロミプラミンを静脈注射したあとのプロラクチン反応です。ギャンブル依存者では健常者よりも反応が鈍く、セロトニンレセプターの感受性が低くなっていると推測できます。

以上の研究結果をまとめると、ギャンブル行為に対する過度な興奮とその持続は、過感覚をもたらすノルアドレナリン系の亢進によることが示唆されます。これは、髄液や尿中でのノルアドレナリンやその代謝物が増加している事実とも一致します。このノルアドレナリンは、もともとはドーパミンから作られるもので、ドーパミンがギャンブル依存者の脳内で盛んに生成されているという実験結果とも矛盾しません。従ってごくごく図式的に考えれば、ギャンブル依存症は、ギャンブルに対して過度に興奮し、それが持続し（ノルアドレナリンとドーパミン）、ブレーキ（セロトニン）がきかなくなっている状態だとみなすことができます。

近年、機能的ＭＲＩ（磁気共鳴画像）を用いて、脳内各部位の活動の変化を追跡する研究が盛んになっています。ギャンブル依存者にギャンブル場面のビデオテープを見せて経時的に測定すると、対照群の脳と比べてギャンブル依存者の脳活動の変化は明らかに異なっていることが判明しています。

また依存症の特徴のひとつに、何年何十年とその行為をやめていても、いったん再開すれば旬日ののちに依存症に立ち戻るという現象があります。これは脳の海馬にあるとされる記憶が、特定の行為や物質によって生起されることを意味します。この記憶の強い保存と惹起には、何らかの脳内物質が関与していると想像されます。

こうした生理学・生化学的研究は、今後ますます深められていくに違いありません。とはいえ、ギャンブル依存症の診断に身体上の変化が数値とともに加えられるまでには、まだ長い年月がかかるでしょう。

2　ギャンブル依存症と遺伝

交通事故による怪我などの偶発的な外傷は別にして、たいていの病気には遺伝的な要素がからんでいます。遺伝学が今日、かつてないほどに活況を呈しているのもそのためです。遺伝の関与は、生まれた時から将来の病気の発症が決定されているいわゆるダウン症やハンチントン舞踏病などの遺伝病から、さして遺伝が関係しない、たとえば帯状疱疹までさまざまです。こうした遺伝的な要素を発症前に調べておけば、予防にも役立てることができます。糖尿病や高血圧症の遺伝的傾向をもつ人の場合、日頃から生活習慣に気をつけることによって、将来の発病を回避できるわけです。

精神疾患のなかにも、遺伝的な要素がある程度認められているものがあります。統合失調症や躁うつ病、うつ病はもちろん、これまで神経症の中に入れられていた強迫性障害や空間恐怖なども、遺伝の関与が認められています。アルコール依存症やギャンブル依存症も、その一環として遺伝的要素の存在は否定できません。

確かにギャンブル依存者の血縁には、ギャンブル好きや大酒家が散見します。米国の調査では、ギャンブル依存者の親で二割から三割、兄弟姉妹でも十四％が問題賭博者かギャンブル依存者という結果が出ています。また親で四割から五割、同胞で三十六％がアルコール依存か薬物依存だとも言われます。いかにギャンブル依存とアルコール依存、または薬物依存の家族内集積が濃いかが、これで理解できます。

しかしここで注意しなければならないのは、親子ともにギャンブル依存症である場合でも、環境要因の関与も否定できない点です。親がギャンブル好きであれば、小さい頃から競馬場やパチンコ店に連れられて行ったりしているかもしれません。幼くしてギャンブルへの敷居が低くなっているのです。

もうひとつの注意点は、たとえ遺伝がからんでいるとしても、ひとつの遺伝子がギャンブル依存症を決定するというようなことはなく、いくつかの遺伝子が多因子のひとつとして作用するということです。遺伝子と症状出現、疾患形式は、単純には割り切れません。遺伝以外のさまざまな要素が相互作用をしており、だからこそ本書の冒頭で、ある条件さえ整えば、お釈迦さまでもギャンブル依存症になると言ったのです。

この遺伝については、ギャンブル依存症がはたして強迫性障害と類似性をもつかどうかを知るための、家族負因の調査があります。強迫性障害をもつ患者群とそうでない患者群とで、親もしくは子（一等親以内）にギャンブル依存者がどのくらいいるか調べたものです。もしギャンブル依存症が強迫性障害に近いとすれば、強迫性障害の群にギャンブル依存者が多く出てもいいはずですが、実際の結果は二群で差がありませんでした。この事実からも、「強迫的ギャンブル」という呼称は適切ではないとみていいのではないでしょうか。

3　ギャンブル依存症と性格

性格は人格と呼ばれることもあり、また気質や体質という用語もあります。性格と人格は同意語、気質も体質と同じと考えていいと思います。後者の気質・体質は、身体的特徴や遺伝学、神経伝達物質に関連して性格傾向を考えるときに使われることが多いようです。

体質論や性格論は、ギリシャ・ローマ時代からさまざまな考え方が提出されてきました。一番有名なのはメランコリー型（黒胆汁優位）、リンパ型（リンパ液優位）、血液型（血液優位）、胆汁型（黄胆汁優位）に分ける方法で、心理学や精神医学の誕生期まで信奉されました。この分類そのものには科学的な根拠はありませんが、身体的な特徴に根ざした性格分類という考え方を生んだ点は評価できます。

同様な流れに、体型と気質を総合的にみて区分けしたエルンスト・クレッチマーの三分類法があります。ここでいう気質は、体質と性格の中間を示すものだと考えていいでしょう。やせ型の分裂気質は無口で非社交的、肥満型の躁うつ気質は社交的でらいらく、融通がきき、筋肉型のてんかん気質は、几帳面で義理固いが融通がきかない、というものです。

身体的な特徴との関連はぬきにして、性格だけを内向的・外向的と二分したのはカール・グスタフ・ユングで、今なお広く流布しています。内向的性格は、他人に無干渉な代わりに自分の世界を守ろうとして孤独を愛し、自分の考えをすぐに口に出すこともありません。一方、外向的性格は、社交的で他人と一緒に行動するのを好み、自分の考えもどんどん発表します。

一九七〇年代にアイゼンク性格質問表を開発したハンス・ユルゲン・アイゼンクも、精神病型、内・外向型、神経症型の三分法をとっています。

こうしたクレッチマーやアイゼンクの三分法やユングの二分法も、それなりの説得力はもっていますが、ギャンブル依存症を考える際には、あまり参考にはなりません。

従来、ギャンブル依存者の性格については、さまざまに言われています。自虐的、幼児的万能感、見栄っぱり、強い自尊心、白か黒かの二者択一傾向などがそうです。実際に依存者に性格テストを施行した結果では、口論や批判、不快な状況を回避する傾向や、自己愛・社交性・攻撃性の高さなどが示されています。

患者自身も、自分の性格の欠点として次のようなものを列挙します。高慢、貪欲、自己中心的、ひとりよがり、自信過剰、ねたみやすく短気、他人不信、物質主義、人の意見を聞かない……。

しかしこれらは、ギャンブル依存者のもともとの性格というよりは、依存症の後遺症として形づくられた性格傾向なのかもしれません。

ギャンブル依存者の本来の性格あるいは体質がどのような傾向をもつか。この回答へのヒントを与えそうなのが、一九八〇年代末に出された米国のC・R・クロニンガーの三次元人格理論です。この性格分けの特徴は、脳神経のシステムと行動様式、神経伝達物質を結びつけた点にあります。

前項でもふれましたが、まずドーパミンが関与しているのが〈行動の活性化〉で、具体的に言えば新奇性の追求です。何か目新しいものがあれば積極的に探索してみようとします。次はセロトニンが支配する〈行動の抑制〉で、平たく言えば危険回避です。何かその個体に損害をもたらすようなものがあれば、そこから逃避します。最後が、ノルアドレナリンがつかさどっている〈行動の維持〉で、報酬に依存した態度をとり続けます。報酬があれば行動を続け、なければやめるという現金でドライな性格です。

さてこれを第1項でみたギャンブル依存者の身体的変化と、見比べてみましょう。ギャンブル依存者の脳内ではドーパミンとノルアドレナリンが大いに生成され、セロトニンの感受性が低くなっています。これはギャンブル依存の結果かもしれませんが、もともとの性格傾向がそうなっているとも言えます。つまり、新奇なものに敏感で、報酬があればその行動を続け、損害があったとしてもそこから逃げ出さないという性格です。

といってもこれはまだ仮説にすぎません。確かな答えを出すには、多くの人の性格傾向を調べたうえで、どういう傾向の人が将来ギャンブル依存者となっていくか、長年にわたって観察する必要があります。また、依存症になった時点での身体的変化を、神経伝達物質を中心に調べることも当然要求されます。

本書の冒頭で、万人がギャンブル依存症になる可能性を秘めていると述べました。どういう性格の人がギャンブル依存症になりやすく、どういう性格の人はそれになりにくいかという多少の傾向はあるかもしれません。しかし重要なのは、どんな人でも、条件の整った状況に立ち入ってしまえば、大なり小なり依存症への道を歩んでいくということです。その意味では、ギャンブル依存症は氏より育ちであり、nature（遺伝と性格）よりnurture（躾と教育）が大切なのです。実際、現代の遺伝学では、遺伝子自体がさまざまな潜伏性をもち、環境によってその発現が多様に規定される、と考えるようになっています。

第三章　ギャンブル依存者はどのくらいいるか

1　日本には二百万人はいる

　ギャンブル依存者がわが国にどのくらいいるか、当然のことながら調査はされていません。パチンコ産業が日常生活にこれだけ浸透し、公営ギャンブルも歴史が長いというのに、統計の端緒にさえついていないのですから、恐ろしいほどの行政の怠慢です。

　米国では既に一九七五年に統計が出されています。これは「ギャンブルに関する国家政策委員会」の委託で、ミシガン大学が実施した調査です。成人の〇・七七％がギャンブル依存症で、さらにその予備軍としての問題賭博者が二・三三％いるという結果が出ました。なんと合計で三％が、ギャンブルによる問題をかかえていたのです。

　この事実を踏まえて、一九八〇年代にはより細かい疫学研究が盛んになります。ニューヨーク州での電話によるサンプル調査では、成人人口に対してギャンブル依存症が一・四％、問題賭博者が二・八％です。またオハイオ州では成人人口の二・五％がギャンブル依存症、他の調査でも米国の五州の集計で、成人人口の〇・一％から二・三％という数字が出ています。

カナダのケベック州の調査によると、一般人口の一・二％、大学生の二・八％がギャンブル依存症です。またオーストラリアの都市部では、一般人口の〇・二五％となっています。

最近では香港でも調査がなされています。香港在住の人を無作為に二千四人選び、ＤＳＭ―Ⅳの診断基準を用いて電話インタヴューをした結果ですが、ギャンブル依存者が一・八％、問題賭博者が四・〇％です。

以上の統計は、調査時点でギャンブル依存症がどのくらいいるかをみる有病率です。これに対して、人が一生涯のうちその病気にかかる割合が生涯有病率ですが、カナダのエドモントン市で〇・四％、米国のセントルイス市で〇・九％とされています。

こうした数字のばらつきは国や地域、時代によって違うのはもちろんです。診断基準や調査方法によっても大きな差が出ます。従って調査結果はあくまでも大雑把な目安といえます。それを承知で大胆な推計をしてみると、先進国の都市部で、成人人口の一～二％というのが下限の数字ではないでしょうか。日本にこれをあてはめると、成人人口が一億人ですから、ギャンブル依存症は百万から二百万人となります。驚くべき多さです。

別な推計の仕方もあります。私の勤務する病院で、アルコール依存症で初診した患者にどのくらいギャンブル依存症が合併しているか調べました。一九九二年四月から一年間に初診した患者は百九名で、ギャンブル依存者が九％、問題賭博者が六％でした。この一割から一割五分という数字は米国と大きな差はありません。この点から見ても、わが国のギャンブル依存症の有病率は欧米諸国とほぼ同じと考えていいのではないでしょうか。

　わが国にはアルコール依存者が四百万人いるといわれています。そのうち一割から一割五分がアルコール依存症をもつギャンブル依存者だとすると、合併者は四十万人から六十万人は存在する計算になります。欧米では、ギャンブル依存症にどのくらいアルコール依存症が合併するか、逆の調査がされています。他の薬物依存も含めると三割から五割という結果が出ています。簡単に考えればギャンブル依存症の三分の一がアルコール依存症と言うことができます。この合併率からおおもとになるギャンブル依存者の人数を導き出すと、百二十万から百八十万人になります。前述した百万から二百万人に近い数字です。しかもわが国にはパチンコ店という卑近で特殊な存在があるので、欧米よりはギャンブル依存者の率が多いといえます。

　他方、最近急増している自己破産者の数は、二〇〇二年についに二十万人を超えました。自己破産者の累積数も百万人を超えているといわれます。さらに破産予備軍が二、三百万人は控えているといいます。この中で大きな割合を占めるのは、事業の失敗者とともにギャンブル依存者です。

　このように考えると、わが国のギャンブル依存者は少なくとも二百万人はいると推測することができます。前述したように、政令指定都市四つ分の人数です。日本列島がこれだけこの見えない疾患によって腐蝕を受けているのに、何ら本格的な手立ては講じられていません。真剣に考えると身震いに襲われるというのが現状なのです。

2　年齢層別にみたギャンブル依存

現在、ギャンブルは未成年者には禁じられています。従ってギャンブルに接し始めるのは成人になってからですが、現代の未成年者たちは疑似ギャンブルといっていいゲームに子供の頃から馴れ親しんでいます。ゲームで競馬に親しんでいるので、現実の競馬への移行には何の抵抗もないようにみえます。未成年の年代はギャンブル真空地帯ではなく、ギャンブル行為に向けての助走期間になっているのです。

オランダでの調査では、ギャンブル依存者の半数が二十五歳以下の青年で、大部分がスロットマシンによる依存症です。米国でも、二十代半ばと中年にギャンブル依存症が多く、加齢とともに減少していることが指摘されています。しかも年齢層によってギャンブルの種類が変化します。十代後半から青年層は多種のギャンブルをしますが、中心になるのはスポーツくじやロト、ビンゴです。中年になるとこれがカジノと競馬に移行し、高齢者ではもっぱらビンゴになります。

わが国においてはどうでしょうか。前述したように私の病院でアルコール依存症に合併したギャンブル依存症を調べたときには、四十代と五十代が大部分で、三十代と六十代がチラホラいるという印象でした。しかしこれは、アルコール依存症のために治療機関を訪れた人たちですから、ギャンブル人口の実態とは大きくかけ離れていると考えなければなりません。実際には二十代にも、そして年金生活をしている高齢者層にも、ギャンブル依存症は幅広く浸透しているとみたほうがよいでしょう。

確かに競艇や競輪は中年層がはまりそうですし、高齢者層がわざわざ足を運んで競馬場やその場外馬券売場、競艇・競輪・オートレース場に行く光景は、想像しにくいものがあります。また若い女性に競艇・競輪・オートレースは似合いません。

とはいえ昨今の競馬場は公園のように美しくなり、若者もデートを兼ねて行けるようになっているので、若い女性の姿も増えています。しかも、ここ数年来、携帯電話で簡単にレース投票できるようになったため、足腰の悪い高齢者にとって、大幅に敷居が低くなりました。

しかし若者からお年寄りまで区別なく出入りしているギャンブル場は、何といってもパチンコ店です。駅前などの繁華街や新興住宅地、国道沿いなど、足の不自由な高齢者も、徒歩あるいはタクシーで気軽に行ける所にパチンコ店があります。

本来は年齢層ごとに特徴をもつギャンブルですが、わが国ではその棲み分けが年々ゆるくなっており、とくにパチンコ店によって年齢格差が弱められ、世界の中でも特異な様相を呈しているのです。

3　男女差

ギャンブラーといえば従来、男性というイメージが強かったのですが、ギャンブルの大衆化とともに女性にもギャンブラーへの門戸が大きく開かれました。なるほど割合からいけば、まだ男性のギャンブル依存症が多いのは確かです。

オランダでは、ギャンブル依存症で医療機関を受診した患者の九割は男性だという報告があり、米国でもGA参加者の九割以上が男性です。私の病院でも、来診するギャンブル依存者の九割は男性です。しかしこれがそのまま現実のギャンブル依存者の数を反映している、とみるのは早計でしょう。女性にはまだギャンブルに対する後ろめたさがあり、表面に出にくいだけかもしれません。たとえば米国でのギャンブル・ヘルプラインの電話相談をした当事者のうち、男性は六割しかいません。わが国の実際のギャンブル依存症の男女比率も、七対三くらいが妥当ではないでしょうか。

従来医療の分野では、男女差について深く考えず、どちらかといえば男性を中心とした知見を女性にあてはめてきた感があります。ところが近年、病気の頻度や発症年齢、病気の進行具合、薬の効き目など、男性と女性で相当異なることが明らかになり始めました。

ギャンブル依存症でも、発症年齢や依存の形成速度、ギャンブルの対象、ギャンブルの動機、合併症など、男女で異なる要素が多々みられます。

まずギャンブルの開始年齢、これは男性の方が女性より早くなっています。反対に依存症までに至る年数は、女性の方が短いのです。アルコール依存症でも、依存形成や肝硬変になる年数は、男性より女性のほうが断然短いので、同じ現象と言えます。女性の脳やホルモンの特性がそうさせている可能性があります。

ギャンブルにはまっていく動機にも、男女差がみられます。男性では、刺激欲しさ、冒険心、スリルなど、どちらかといえば感覚的なものにつき動かされる傾向があります。一方女性では、寂しさや退屈、現実からの逃避など、気分に左右されてギャンブルに走ります。

もちろん、ギャンブルの種類も男女で異なります。米国の調査では、男性優位のギャンブルは、ブラックジャックなどのカードによるもの、スポーツ・ギャンブル、ルーレット、ドッグレース、競馬などです。女性はもっぱらスロットマシンとビンゴです。さらに、男性の方が女性よりも、より多種のギャンブルに同時にはまっているという結果が出ています。

わが国ではパチンコとスロットマシンが身近にあるので、米国ほどの男女差はみられませんが、ギャンブル依存症の両横綱は、男女ともパチンコとスロットマシンと断言して間違いないでしょう。

4　金持ちと貧乏人

自由に使える金がふんだんにある億万長者は、ギャンブル依存症にならないのではないか。あるいは日々の生活費にこと欠く貧乏人は、ギャンブル依存症になりにくいのではないか。そんな意見も聞こえてきそうですが、ギャンブル依存症は懐具合とは無関係で、金持ちと貧乏人とを問わず、平等に襲ってくる病気です。

金持ちは、スロットマシンやパチンコは生ぬるくて手を出さないでしょう。一日中やって損をしたとしてもたかだか数十万円ですから、痛くも痒くもないのです。痛くも痒くもなければ、スリルや刺激、天にも昇る気分は味わえません。それよりも、競馬の一レースに何百万円か何千万円かを賭けて、高揚気分に浸りたくなります。賭け金が懐具合に応じて大きくなり、やはり億単位の財産をギャンブルによってなくしてしまうことは、通常のサラリーマン同様、大富豪でもあるのです。

それでは貧乏人はどうでしょう。私が診た患者の中には、生活保護の人もいました。保護費の支給日当日にその大半をパチンコに費やしてしまい、残りの日々は食事を切りつめて生活するのです。それでも残りの何千円かを手にしてパチンコ店に走り、それもすってしまいます。あとは親類縁者、知人に泣きつき、なんとか一万円を借りるのです。しかし一万円札を手にすれば、これが三万円にでも五万円にでも見えてしまうのが、ギャンブル依存症の悲しさです。一万円のうち半分の五千円でパチンコをすれば、借金そのものを返して、その余りが手元に残るはずだと、妄想に近い確信で、思い込んでしまいます。挙句の果てには、その一万円をもパチンコにつぎ込み、冷蔵庫の中はからっぽのまま、翌月まで水だけ飲んで過ごす生活を送るしかありません。

こうした苦しみを味わえば、もう二度とパチンコ店に足は踏み入れないだろうと、たいていの人は考えます。ところがそうは問屋が卸さないのが、この病気の恐ろしさです。翌月の支給日にお金が手にはいると、またパチンコ店に直行します。十日ばかり空白があったので、パチンコ・スロットマシンをしたい欲望は、もう抑えきれないほどに頂点に達しているからです。

風邪や脳卒中、胃癌や痴呆など、たいていの病気が貧富の差なく、すべての人に襲いかかるように、ギャンブル依存症も懐具合とは無関係にとりつくのです。

第四章　ギャンブル依存症に合併する病気

1　躁うつ病

躁病やうつ病、あるいはその両方が時間経過につれて出現する躁うつ病を、ＤＳＭ－Ⅳでは気分障害と総称しています。気分障害も、うつだけをきたす大うつ病性障害や、うつの相をもっていながら躁病が優位の双極Ⅰ型障害、逆に躁の相をもち、うつ病が優位の双極Ⅱ型障害、抑うつが二年以上続いている気分変調性障害、二年以上軽躁や軽うつが次々と出没する気分循環性障害などに分かれます。しかしここでは、分かりやすく、躁病とうつ病に二分して考えることにします。

まず躁病もしくは躁状態ですが、これは、高揚した気分に多弁多動が加わり、眠らなくてもいいくらいに活動的になります。外出や電話が多くなり、浪費もするし、誇大感に満ち、他人から注意されると不機嫌になる病態です。

このような症状からして、躁病の患者がギャンブル依存症になりやすいのはすんなり理解できます。誇大感と浪費傾向、過活動性があるため、金に糸目をつけずにギャンブルにのめり込むのです。保険を解約したり、家具を売ったりして金をつくる他、消費者金融で借金するのもお手のものでしょう。

しかし躁状態でギャンブルに勝つかどうかは、別問題です。思いつきだけで考えはまとまらず、落ちつきもありませんから、判断力も集中力も欠きます。負けるのは火を見るよりも明らかです。

なお、躁状態にある患者が消費者金融で借金し、利息も増えている場合、精神科医の診断書を提出すれば、金融会社のほうで債権を放棄することがあります。正常でない判断のもとでの債務ですから、貸したほうが悪いのであり、当然でしょう。

治療は躁病の治療が優先します。躁状態にある患者がＧＡなどの自助グループに参加したとしても、座をかき乱すだけで、本人のためにもならず、他の参加者に迷惑をかけます。

精神科病院での入院治療が最も効果的です。何とか説得して家族が病院に連れていっても、たいていは入院を拒否します。そのときは家族の依頼に基づく医療保護入院も仕方ありません。自らの判断で退院を決める任意入院と異なり、本人の意志では退院できません。

躁状態はたいてい情動調整薬と抗躁剤によって一ヵ月そこそこでおさまるので、その時点で任意入院に切り替え、開放病棟に移ります。アルコール依存やギャンブル依存など、依存の治療を専門にする病棟があれば、そこで教育を受けるのが理想的です。

退院後は、再発予防のため服薬をしながら長期にわたる通院が必要です。同時に、ギャンブル依存症の克服のため、ＧＡなどの自助グループにも通えば、二つの疾患から限りなく回復していくことができます。

ドストエフスキーの『賭博者』でも描写されているように、躁病とは逆のうつ病もギャンブル依存症に合併します。

うつ病には身体症状から精神症状まで、幅広い症状が出現します。うつ病は精神的な病いだから身体の症状なんかないはずだというのは、大きな間違いです。むしろ、うつ病は全身病といったほうが適切かもしれません。眠りが浅く、特に二時か三時にはもう覚醒して目が冴えます。疲れやすく、食欲がなく、胃がもたれ、味も感じられなく、砂をかむような味気なさです。頭痛や背部痛、関節の痛み、腰痛も出て、胸や喉に何か異物がはいっているようなつかえた感じも残ります。血圧も上昇しがちです。

うつ病の精神症状は、簡単にいえば「持ち越し苦労」と「取り越し苦労」です。あの時あの人にあんなことを言わなければよかった、あんなことをしたのは大失敗だったと、過去の些細な〝あやまち〟を嘆き悔います。そのうえ、あのことはもう取り返しがつかない、お先まっ暗で、これはどうあがいても将来変わらないと、先のことまで自分流に決めつけてかかります。他人がいくら慰めを言ったところで耳にはいりません。

その他にも、おっくうさや意欲低下が出現します。電話をかけたり、人に会うのも嫌になります。他人のちょっとした非難も、元気な時には反論したり聞き流せるのですが、うつ状態では胸にぐさりと突き刺さります。女性であれば、お化粧もしたくない、買物に行っても何を買っていいか分からない、冷蔵庫に食材があっても、献立が思い浮かびません。

男性であれば、出社する際、玄関から出るのさえも大仕事になります。出るのは溜息ばかりです。新聞は広げても眼にはいるのは見出しのみ、テレビもドラマなどの筋は追えず、バラエティ番組の賑やかさは神経を逆撫でするだけで、かろうじてニュースを断片的に追えるくらいになります。

それまで打ち込んでいた趣味にも興味を失い、集中力も低下するので、中高年のうつ病は痴呆と間違われることさえあります。この場合は「偽痴呆」と称して、本物の痴呆とは区別します。

他方、うつ状態のなかには、過眠・過食になる例もあります。またじっとして動きが低下するのではなく、いてもたってもいられず、家の中を忙しなく動きまわる焦燥うつ病のタイプも、初老期以降にはよく見受けられます。

このようなうつ病とギャンブル依存症の合併の仕方には二通りあります。ひとつは、うつ病がまだ軽いうちに、気晴らしとして、あるいは気分をもち上げようとしてギャンブルにはまる場合です。抗うつ剤を使わない一種の自己治療ともみなせますが、うつ病で低下した判断力と集中力でギャンブルに勝つはずはありません。負けたあとは、よけい抑うつがひどくなり、もはやギャンブルをやる気も起こらなくなります。

治療を求めて来たギャンブル依存者には、高頻度に自殺念慮がみられるという調査もあります。時にはこの抑うつ気分が、遁走の症状にも変化します。家に戻る勇気もなくなり、車の中で何日も過ごしたり、サウナを転々として、家族が発見したときには、服もうす汚れ、髭ぼうぼうになっているというわけです。

もうひとつは、ギャンブル依存症の果てに、家族も離れていき、職も失い、負債だけが残ったときにうつ病に陥るタイプです。この一連の過程は急激に進むのではなく、年余をかけて進行するため、うつ病自体はさして重篤なものにはなりにくいようです。それでもギャンブル依存症の治療と並行して、抗うつ薬の服用が役に立ちます。

躁病にしてもうつ病にしても、再発しやすいのが通常ですから、外来治療を中断せずに継続し、同時にギャンブル依存症の自助グループに通い続けることが、回復への王道といえます。

2　統合失調症

かつて精神分裂病というおどろおどろしい名称がつけられていた病気が、二〇〇二年の第十二回世界精神医学会横浜開催を機に、統合失調症と改称されました。

統合失調症の主症状は幻覚と妄想、思考のまとまりのなさで、人づきあいがちぐはぐになったり、人を避けがちになります。夜も眠れず、ぶつぶつひとりごとを言っては徘徊しがちです。こうした激しい症状は、抗精神病薬でかなりの程度おさえることができます。入院治療や外来治療で症状が軽快したあとも、ぶり返し予防のために通院服薬を続けなければなりません。

この統合失調症の患者にギャンブル依存症が合併するのは、ある程度病気が落ちついてからで、幻覚・妄想が激しい時期はギャンブルをするような頭の働きの余裕もありません。症状が軽くなり、ある程度の人づきあいも可能になった頃に、ギャンブルにはまります。それも競馬や競輪ではなく、手近にあるパチンコが中心です。患者は人から見られているという関係念慮や注察妄想があって、人混みは苦手ですが、パチンコ店は慣れてしまえば他人が気にならなくて居心地の良い所になります。

治療はもちろん統合失調症の薬を内服しながら、自助グループに参加することです。人づきあいに無器用な患者も、自助グループへの参加を通して社会性を身につけることができます。統合失調症の患者に社会生活での具体的な振る舞い方を教育する方法としてＳＳＴ（Social Skill Training 社会技能訓練）がありますが、自助グループへの参加はその一助になるのです。

3 アルコール依存症

第一章で述べたように、ギャンブル依存症に合併する精神疾患としては、アルコール依存症が最もありふれています。前に述べたように、欧米ではギャンブル依存者の三割から五割がアルコールを含めた薬物乱用者であり、逆にアルコール・薬物乱用者の一割から三割がギャンブル依存者です。

ところで、アルコール依存症とはどんな状態をさすのでしょうか。酒好きと依存症の境界はどこにあるのでしょうか。疑いようのない立派なアルコール依存症の人でも、自分は単なる酒好き、あるいは大酒家に過ぎないと考えている例が大変多いのです。

毎日の飲酒、ひとり酒、肴をとらないカラ酒、飲みだしたらやめられない、飲まないと眠れない、夜中に目が醒めて迎え酒をする、飲んでやったことを覚えていない、飲まない時の手のふるえ、アルコール性肝炎で何度も内科にかかっている、飲酒での交通事故、飲酒しての喧嘩、二日酔いで怠業、上司や家族から断酒を忠告された、自分でも酒を止めなければいけないと思う——。

以上十数項目の症状のうち、一つでもあてはまればもうアルコール依存症です。それはあまりにも厳しいという反論があるかもしれませんが、間違いありません。現に一項目でも満たしてアルコール依存症になってしまうと、断酒しない限り、症状は次第に進行し、該当する項目はどんどん増えていきます。そして最後に待っているのは、失職、家族崩壊、そして脳と内臓が不可逆的に障害される身体病です。

このアルコール依存症とギャンブル依存症が合併すると、いわゆるクロス・アディクションになります。ギャンブル行為と飲酒が並行して進行するか、あるいは二つがシーソーのように交互に出現するか、興味深いところです。アルコール依存症の極期にあるとき、つまり連続飲酒が続き、食事もとらず、家からも出ないという状態では、もちろんギャンブルは不可能です。ギャンブルも飲酒もそこそこにやっていれば、二つの同時進行が可能になります。二度とギャンブルはしないと固く決心していても、酒がはいればその決意はたちどころに雲散霧消してしまいます。

そうやってまた始まったギャンブルで、たまたま勝ったときは祝い酒、負けたときはやけ酒です。しかし、アルコールがはいった頭と身体では忍耐力も集中力も欠き、通常は負けます。結局はやけくそになって連続飲酒に立ち戻り、やがて足腰が立たなくなり、ギャンブル場にも足を運べなくなるのです。

このような同時進行の他に、ある時期はアルコール、また次の時期はギャンブルといったシーソー様のクロス・アディクションも見られます。アルコール依存症の治療を受けて無事断酒生活を続けていたが、パチンコならよかろうと通い始めて、借金地獄に陥った例もあります。しかしこのようにどちらかを完全に断っている例は稀で、実際は大なり小なり両方ともやっている例が大半です。

アルコールの代わりに、鎮痛薬や抗不安薬、睡眠薬などの薬物依存症がギャンブル依存に合併することもあり、これはどちらかといえば女性に起こりやすいようです。

アルコール依存症や薬物依存症が合併しているギャンブル依存症の場合、治療は入院して行うほうが確実です。外来での離脱期脱出は、二つの依存症がある患者さんにとって酷なもので、うまくいきません。アルコール依存症の専門病棟に入院させ、まずはアルコールとギャンブルの離脱期を克服します。そうして一ヵ月から三ヵ月の断酒教育をしながら、ギャンブルについても教育をはかるのです。

アルコール依存症の退院後の自助グループには、断酒会とAA（アルコホリックス・アノニマス）があります。ギャンブル依存症の自助グループは、ほとんどがAAの系列をひいたGAですので、両方が合併した患者の場合、AAとGAの自助グループを活用したほうが途惑いが少なくてすむようです。

4　買物依存症と摂食障害

買物依存症は強迫的買物という診断名で、ＤＳＭ─Ⅳではギャンブル依存症と同じく衝動制御障害の中に分類されています。買物をしたいという欲望を抑えきれず、ついつい買物をしてしまい、そのために借金をしたり、職業生活や社会生活が障害されます。皮肉なことに、買う対象は当人がさして必要としない物や、自分が既に所有している物なのです。一日を買物だけに費やしたり、思った以上に買物に時間をさいてしまいます。買物をしていないとイライラと焦燥がつのってきます。これもギャンブル依存症と似た症状です。

この買物依存症はギャンブル依存症以上に研究がいきとどいていませんが、一般人口の一％から六％が悩んでいるという疫学統計もあります。ことにクレジットカードが普及し、現金支払機や消費者金融もいたる所にあり、加えてインターネットでの買物も可能になっている現代では、依存者は増えるばかりです。収入以上の買物をして借金をし、家族崩壊、失職、さらには自己破産に至る例も少なくありません。買物依存症の八割から九割は女性です。購入されるのは、衣服や靴、化粧品や宝石が主で、たいていの場合、使わずにどこかにしまわれているか、あるいは他人にただで配られたりします。

買物依存症を本当に衝動制御障害とみなすべきかどうかの論議も盛んで、これもギャンブル依存症と同様です。買物が頭を占め、買わずにおこうと我慢しても、つい行為を繰り返し、買った物を手元に置きたがる点は強迫性障害とも重なります。あるいは、買物依存症の七割が、買物をする前に既に抑うつ的になっており、三割が買物後に抑うつを自覚していることから、気分障害ではないかという意見もあります。事実、買物依存症の親や子に、九割の高率で気分障害を認めたり、抑うつ的な患者の三割に買物依存が合併しているというのも、買物依存症と気分障害の密接な関係を示しています。

そしてもちろん、文字どおり依存症だと見なす考え方も有力です。私も疾患の理解のしやすさと治療導入のしやすさの点で、依存症とみるほうがいいと考え、買物依存症という用語を本書では使います。買物依存症の四割にアルコール依存や薬物依存が合併していたり、二割の人が家族のなかにアルコール依存症をかかえているところからすると、両者の密接な類縁性が理解できます。物を買いたい欲求はアルコールや薬物に対する渇望と同じで、買物をし終えたときの恍惚感は、アルコールや薬物を摂取したときのそれと瓜二つだとみなすこともできます。その意味では買物依存症もギャンブル依存症も、一種のノン・ケミカル・アディクション（非化学物質依存）なのです。残念ながら両者の合併がどのくらいなのか正確な研究はまだありません。とはいえ臨床の場で時折見かけるのは事実です。

欧米には買物依存症にも、アルコール依存症やギャンブル依存症と同様な自助グループがあって、ＳＭ（スペンダー・メンバーズ）と呼ばれています。

一方、摂食障害も特に女性の場合、ギャンブル依存症と合併することがあります。摂食障害には二種あり、ひとつはやせ症で、体重を維持するのに必要な摂食を拒否する病気です。もうひとつは過食症です。憑かれたように食物を摂取し、そのあと自分で吐いたり、下剤や利尿剤を使ったり、あるいは断食をしたり過激な運動をしたりして、何とか体重が増えないようにします。これを何度も繰り返した挙句、肥満体になります。口の中に入れるのは糖質が主で、パンやケーキなど、一度に数千円分を腹の中におさめます。不安解消のためにどうして大食をするのかという疑問が残りますが、大食そのものが鎮静作用をもたらし、そこには脳内の神経伝達物質が関与しているという仮説が有力です。

摂食障害のうちギャンブル依存症に合併するのは、この過食がほとんどです。不安が生じると大食し、そのあと自己嫌悪の抑うつ・不安気分に襲われます。そしてまた大食してしまう悪循環が生じます。ギャンブル行為もその悪循環のどこかに組み込まれます。ギャンブルで負けた口惜しさを大食で紛らわし、またそのあとの不安気分をギャンブルまたは大食で鎮静させようとするのです。

摂食障害には、認知行動療法や家族療法の他、抗うつ薬や抗てんかん薬を主とする薬物療法も併用されます。

5　身体の病気

これまでは精神的な疾患の合併症を述べてきましたが、ギャンブル依存症には身体の病気も合併します。ギャンブルに熱中するあまり不規則な生活になりやすく、また一方で負けたり勝ったりで一喜一憂し、返済のあてのない借金で悩み続けます。つまり生活習慣病とストレスによる疾患が身体を襲うというわけです。

代表的なものは糖尿病と高血圧でしょう。パチンコ依存症の場合、朝十時の開店から夜十一時の閉店まで、台の前に坐り続けます。時々休みをとってラーメンやうどんをかきこむか、パンやハンバーガーを片手に坐る生活から、中高年になって糖尿病を発症する下地が形成されます。そのうえ、綱渡りで借金に借金を重ねる生活は絶え間ない緊張を強い、血圧も上昇していきます。

ギャンブルを続けている間は糖尿病と高血圧の薬を欠かせなかった人が、ギャンブルを止め続けているうちに薬が不要になる例は決して稀ではありません。

第五章　ギャンブル依存者と周囲の人たち

ギャンブル依存症に陥っている本人が自分の病気に悩むのは当然です。ところが、その周囲にいる家族や親類・友人・知人も、本人に劣らず悩まされます。しかも本人はギャンブルにうつつをぬかして有頂天になっていることもあるでしょうが、迷惑を蒙る周囲の人たちはいっときも気の抜ける日はなく、その意味では本人以上に苦しみはつのります。ギャンブル依存症は本人のなかで完結する病気ではないのです。周囲の人々までもトコトン巻き込んでいくところに、この病気の特徴があります。通常の身体病やアルコール依存症の場合は、苦労するのはせいぜい家族どまりでしょう。しかしギャンブル依存症は友人・知人、最悪の場合は勤め先の会社まで影響が及ぶのです。

これから順に、配偶者、子供、親、兄弟姉妹、親類・友人・知人が受ける苦悩について述べます。

1　配偶者

ここではギャンブル依存者を夫にもつ、妻の苦悩を取り上げます。ギャンブル依存者の独身率は、通常の男性と比較しても高いのが特徴です。若い頃からどっぷりギャンブルにのめり込むと、恋愛も結婚も眼中になくなるからでしょう。

しかしギャンブル依存者に多少なりとも余力が残っていると、恋愛結婚や見合結婚で家庭ができます。恋愛と見合いのどちらが多いかと言えば、当然何年もつき合ったあとの恋愛結婚はごく稀です。つき合っているうちに、相手のどことなく落ちつかない態度や浅薄な人情味が露顕したりして、愛想をつかされ恋人のほうから去っていくことが多いようです。

最も多いのは、見合いから短期のつき合いを経て結婚にゴールインする例でしょう。短期の交際なら、ギャンブル依存者はお手のものです。このとき依存者は実に注意深く、自分をずっとかばってくれるような、いわば母性愛溢れた女性を選びます。忍耐強く、かつ保護的・献身的な女性であり、その逆では決してありません。ギャンブル依存者にとって、そうした花嫁候補はいうなれば高嶺の花なのですが、だからこそいわば大当たりの賞品とみたてて、一世一代のバクチを打つのです。ギャンブル依存症という素性は隠して、太っ腹なところを見せ、相手の親兄弟にも好ましい態度をとります。時には借金までして、椀飯振舞《おうばんぶるまい》もします。理想的な配偶者を手にするためには、そのくらいの元手や借金は安いものです。

ところがいざ結婚すると、少しずつ化けの皮がはがれていきます。賞品として勝ち取った配偶者ですから、もう自分の所有物であり、気を配る必要がなくなります。もともと、ギャンブル依存者は、他人と気持ちを通わすのが苦手です。関心事は他人の気持ちや心情などではなく、パチンコやスロットマシン、馬やボート、自転車といった、物質なのです。情緒や配慮などが芽生え、育成されるはずはありません。

そして子供が生まれ、配偶者の注意がそちらに向けられ始めると、いよいよ自分が家族の中で浮いた状態になります。もとはといえば自分でつくり出した状況なのに、疎外感を感じ出し、ギャンブルに益々のめり込んでいきます。

ここまで来ると、ギャンブル依存症が自然に治るというのは極めて稀で、あとは進行するばかりです。当初は妻に生活費を渡していた夫も、出すのをしぶるようになります。生活費に困った妻は、実家に泣きついて援助してもらうか、自分でもつつましやかに内職を始めます。あるいは子供を保育所や幼稚園に預けて、パートタイムの仕事にも出るようになります。ギャンブル依存者の妻は忍耐強く、少々のことでは音をあげないタチなので、よく働き、つつましやかな収入を得て生計の足しにするのです。

こうした状況も、ギャンブル依存者にとっては既に予定内の出来事で、妻に申し訳なさなど感じません。それどころか、自分の収入は大手を振ってギャンブルに使い果たすようになります。少しずつ妻の気持ちは夫から離れ、子供も父親には何となくよそよそしい態度をとるようになります。それはそうでしょう。子供にしてみれば、物心ついたときから、父親に本当に可愛がってもらった記憶がないのです。父親の頭のなかは、いつもギャンブルのことで占められ、気はそぞろ、子供とじっくり心の交流などできないまま、歳月を重ねたのです。

そしてついには、妻のささやかな収入までも、ギャンブルのためにあてにしはじめます。何かと理由をつけては、少額の金をせしめます。時には、妻子の保険を解約したり、家の物を持ち出して入質します。妻の財布からお金を一枚二枚抜きとるのも平気、妻の宝石類もいつの間にか消えるようになります。

この頃には、親類や友人だけでなく、消費者金融に借金を何百万かこしらえているかもしれません。そうすると妻は、爪に火をともすようにして貯めたなけなしの金を、借金返済のために出さざるを得なくなります。もちろん、夫には金輪際ギャンブルはしないという誓約書を書かせます。

事態がここまで深刻になっても、妻は自分の実家にも、まして夫の実家にも、悩みを相談しないのが常です。夫の不行状を訴えれば、同情されるどころか、「それはお前の亭主操縦法がまずいのだろう」と実家の両親から言われます。夫の実家の反応も同じで、「結婚前はそんな悪い癖はなかった。あなたが優しくしてやらないからギャンブルに走るのだ」と、逆に嫌味たらたら責められます。妻は悩みをひと知れず、かかえ込むしかなくなります。

なかには、夫の気持ちを少しでも汲みとってやろうと思い、夫についてパチンコ店に行ってみたり、競馬場にも同行するけなげな妻もいます。しかし、ここまで至ったギャンブル依存症は、気持ちをいくら汲みとってやったところで、回復の手助けにはなりません。むしろ火に油を注ぐ結果となり、公然とギャンブルにのめり込んでいくのです。

夫がギャンブル依存症の家庭では暴力も稀ではありません。ギャンブルに負けた日、いらだった夫は、つい妻に手をあげたりします。今日でいういわゆるＤＶ（ドメスティック・ヴァイオレンス）です。

こうなるともちろん夫婦関係も冷えきってしまいます。妻にしてみれば、夫の顔を見るのも嫌、声を聞いただけでも身体が硬くなるので、それどころの話ではなくなります。夫の下着すら、自分のものと一緒に洗濯機で洗いたくないというのが本音です。

事態がここまで深刻になると、当然離婚話が出てもよさそうなのですが、妻のほうはなかなかその気にはなりません。どうしてでしょうか。それは妻自身も、両親が離婚したというつらい生いたちをもっていることが、往々にしてあるからです。せめて自分の家庭だけは崩壊させたくないという切ない願いがいわゆる共依存を生み、結婚という形式をぎりぎりまで維持させるのです。

こうした張りつめた生活を続けていると、当然ながら身体と精神の両面からさまざまな障害が生じます。まず身体的に抵抗力が弱まるので、風邪をひきやすく、アレルギーにかかりやすく、気管支喘息までも出ることさえあります。消化器症状も多彩で、下痢・便秘の他に慢性胃炎や胃潰瘍も呈します。頭痛・背部痛なども稀ではなく、めまいや息切れ、自律神経の症状として発汗や手指冷感、手足のしびれ感、生理不順も生じます。高血圧にも悩まされ、緊張から逃れようとしてアルコール乱用に走り、依存症になる例もみられます。

精神的な苦悩はもっと複雑です。前述したような暴力が始まると、妻は音に敏感になります。

階段の足音で、今日はギャンブルに勝ったかどうか分かるので、聞き耳をたてます。さらに夫が何ヵ所からも借金をしている場合、とりたての電話に過敏になり、ベルの音を聞いたとたん、心臓が口から飛び出しそうな恐怖を覚えます。

それだけでなく、夫がギャンブル依存症になったのは、自分に妻として何か欠けるものがあるからではないかという自責の念にもかられます。

打たれ強い妻ならそれでも何とか気を取り直して、夫がギャンブルから足を洗うように気を配ってやったり、説得を試みたりすることもあります。会社の金を使い込んだ場合は、失職を恐れ、妻は自分のなけなしのヘソクリをはたいたり、実家に泣きついてお金を工面するのです。消費者金融の借金も同じで、雪ダルマ式にふくらむ利息を早めに食い止めるために、身内などの手堅いところから借金をして、埋め合わせをします。

残念ながらこうした涙ぐましい努力もたいていは無駄骨に終わります。半年一年もすると、前回以上の新たな借金をしているのが露顕するのです。嘘をつくのに慣れきったギャンブル依存者は、社会的にもイカサマ行為をやりやすく、勤め先のお金を横領しているというような違法行為が発覚することも珍しくありません。妻は自分の無力さを嫌というほど思い知らされ、自信をなくし、自尊心さえもどこかにふっ飛んでしまいます。

借金返済、また借金という事態が何度も繰り返されるたび、妻は怒りと諦めの間を行ったり来たりします。そのうち、当初はどうにか相談に乗ってくれ、援助の手をさし伸べていた親類縁者も、拒絶の態度が強くなります。妻は希望をなくし、孤独感にさいなまれ、絶望の淵に立たされます。自殺さえ考えるに至るのですが、子供を残しては死ねません。いっそのこと、夫を殺したあと、子供を道連れにして心中しようとまで思いつめるのです。

精神科の受診の際、家族の付き添いがあるのが普通ですが、そのときの家族の表情が、ギャンブル依存症の場合は独特です。統合失調症やうつ病、躁病でも、家族の途惑いと苦しみは相当なものです。疲れ果てて憔悴し、心配そうな顔つきをしています。なかには患者から痛い目にあわされて、怒りを内に秘めたり、外にあらわにしている場合もあります。

しかしギャンブル依存症の家族では、それとも違う強烈な印象を与える顔貌になっています。何百回何千回、何万回となくだまされ、裏切られているので、憎しみと怒りが充満し、かつ一方ではどうにもならないのだという諦念が同居しています。そして連れられて来ている患者のほうはといえば、深刻味のない、どこか他人事のような顔をして、家族からどう罵られようと、蛙の面に小便の顔つきを崩しません。その対照の際立ち方が、強い印象として主治医の記憶に長く刻まれるのです。

2 子供

さまざまの精神科的障害のある親をもつ子供が成長したとき、昨今ではよくアダルト・チルドレン（ＡＣ）という用語が使われます。これは例えば、親がアルコール依存症である家庭に育った子供が、成人後に多彩な適応障害や、精神科的な症状を呈しやすくなる現象を示す用語です。

親がアルコール依存症の場合は、アダルト・チルドレン・オブ・アルコホリックス（ACOA）といいます。

親がギャンブル依存症のときも、全く同じような結果が子供に生じます。その悪影響はむしろアルコール依存症より深刻かもしれません。家族機能のあらゆる面で障害が生じ、それが子供の成長に直接影響を与えるからです。

たとえば、ギャンブル依存症の父親をもつ子供は、物心ついたときから、両親の不和に気づかされます。金銭をめぐっての夫婦喧嘩が毎日のように起きます。夫からだまされ続け、生活費にもこと欠く母親はお金の工面に心を奪われ、子供に気持ちが向きにくくなるでしょう。また自分自身も不安定な感情に左右されて、子供に八つ当たりすることがあるかもしれません。

子供は物心ついたときから、親の顔色、機嫌をうかがうようになり、子供らしい無邪気さと天真爛漫さを失っていきます。帰宅する父親の足音で、今日はギャンブルに勝ったか負けたか判断でき、負けた日にはカミナリが落ちないように、布団をかぶって寝たふりをしておくのです。そして当の父親は、はじめから子供の存在など眼中にありません。頭の中を占拠しているのは、ギャンブルとそれに当てる金銭のみで、時間もそれに費やされます。子供と遊ぶ暇などなく、またその余裕さえないのです。いわゆるネグレクト（養育放棄）がおこります。

絶え間ない両親のいさかいや暴力、苦悩する母親、大嘘つきで不在がちの父親、経済的貧窮といった家庭環境のなかで、子供はさまざまな苦痛を味わいます。自分の存在のために親がこうした仲違いをしているのではないかという、けなげな自責の念が、まず幼い心を苛みます。ついで、自分でもどう対処していいか分からない混乱のなかで、孤立感と失望、将来の展望のなさをいやというほど思いしらされます。この抑うつ感情は、時に怒りや、死んだほうがましだという自殺念慮の間で揺れ動くかもしれません。

もちろん身体のうえでも症状が出現します。気管支喘息や各種のアレルギー反応、頭痛、胃腸症状などです。そうした症状がひどくなれば、不登校に直結します。いたいけな子供にしてみれば、自分が学校に行っている隙に母親が家からいなくなるのでは、という不安があるのです。それよりは、学校など行かず、ずっと母親のそばについていたほうが安心なのです。

やがて家庭内で生き延びるために子供が獲得するに至る態度が、無関心と親への敵意です。父親の虚言と無責任、母親の悲嘆、不安定な両親の仲にいちいち反応していたのでは、自分の身がもちません。わずかでも心理的な安定感を手に入れるには、無関心が最上の策なのです。何が起こっても怒らず、悲しまず、〈馬耳東風〉の境地でいれば、さしたるエネルギーを使わなくてすみます。その省エネ状態の下で、じっと両親への敵意を燃やし続けます。

破綻をきたした家族機能のもとでは、親とはどういうものか、職業人とは何か、社会生活にはどういう責任が伴うかといった、望ましい模範が示されません。良いモデルがないので、子供は学習しようがないのです。これが将来、子供が成長したときに大きな足枷になります。

子供のなかには、そうした状況から脱出をはかって家出をする者もいるかもしれません。あるいは苦悩を忘れるために、シンナー嗜癖やアルコールも含めた薬物乱用、摂食障害に陥る場合もあります。また不登校となってひきこもったり、逆に不良仲間に居場所を求めて不法行為に走ったりもします。

不幸で不安定な子供時代を過ごした結果として、不全感や劣等感が頭のなかにしみつき、自分なんか世の中にいても何もならないという自暴自棄の念も生まれます。このような心理状態では、大人になっても生きにくさが続くのは目に見えています。

とはいえ、ギャンブル依存者を親に持つ子供が例外なく不本意な人生をたどるというのでは決してありません。親戚や友人、先輩の助力で自信を取り戻し、逆境から雄々しく巣立っていく例も多くあるのです。そうやって勝ち得た人生は、ずっと順境で育った人たちのものより光り輝いているはずです。

3　親

ギャンブル依存症の親をもつ子供の苦悩も相当なものですが、それに優るとも劣らないのが、ギャンブル依存症の子供をもつ親の苦しみです。それにはいくつかの要因があります。

まず第一は、若年のギャンブル依存者の多くが、自分の状態を病気とも思わないし、ましてややめようとも考えないことです。若いから何とでもなる、他人から指図は受けないといった傲慢な気持ちに、無頼な生活を美とする独特の価値観があります。そこに、どうせ最後は親が面倒みてくれるはずだという依存心が加わるのです。治療への導入は容易ではありません。

第二は、親の側でも我が子の不幸を放ってはおけない弱みがあります。親ですから、子供がこしらえた借金を尻ぬぐいするのは当然だという気持ちがずっとついてまわります。また世間もそうみなす傾向があるので、冷静に突き放すわけにはいかないのです。まして、子供の将来を考えれば、このぶざまな有様を隣近所には知られたくないし、親類縁者にも気づかれたくありません。できそこないの子供を持つことは、親の育て方が悪かったのだという批判に直結します。事を内々におさめていたい気持ちがどうしても働くので、子供のつくった借金をその都度返してやりがちです。

第三は、若い我が子が壊れていくのを見てはいられないという親心があります。前途有望なはずの若者が、ギャンブル依存症になり、社会から落ちこぼれていく。親にとってこんな情ないことはないでしょう。必死で子供を悪癖からひきはがそうとして、結果的には冷静な態度を見失ってしまいます。ことに片親であればこの傾向が強まります。普通の親がすることをしてやれなかったという後ろめたさが、子供への構い過ぎに拍車をかけるのです。

しかしこの病気が、親の熱意だけでは回復に向かいにくいのも事実です。熱意があればあるほど、病気を深みに追い込んでしまい、最後には大喧嘩か、殺意までも生じるようになります。子供を殺して自分たちも死のうと、切羽詰まった親は考えるのです。

こうした難しい立場にある親たちが、自分たちをお互い支え合う会が英国にはできています。十代、二十代の若者の間でスロットマシンへの依存者が増え出したのは一九八〇年代からです。一九八六年、若いギャンブラーの親の会（ペアレンツ・オブ・ヤングギャンブラーズ　ＰＯＹＧ）が結成されています。残念ながら日本ではまだ、そうした運動はインターネット上の相互相談にとどまり、組織化されてはいません。

その代わりギャンブル依存者の家族や友人を対象とした自助グループ、ギャマノン（Gam-Anon）の活動が少しずつ盛んになってきているので、希望がもてます。

4　兄弟姉妹

ギャンブル依存症が周りの人々に与える甚大な影響は、配偶者や子供、親に劣らず、その同胞にも及びます。ことに昨今のように兄弟姉妹の数が少なくなってくると、残された少数の同胞が、蒙る被害を一手に引き受けるはめになります。

ギャンブル依存者に配偶者がいる場合は、その配偶者が防波堤になってしばらく影響は表面化しないかもしれません。しかし妻子も愛想をつかして本人の許を去ると、状況は一変します。その時点で大方の場合、本人が背負っている負債も生半可な額ではなく、同胞が表舞台に立たされるのです。ことに両親が年老いて年金暮らしになっている場合、金銭的な後始末は同胞の肩にかかってきます。もちろん法律的には、患者の借金を同胞が肩代わりする必要はありません。しかし同じ血を分け、子供時代を一緒に過ごした兄弟姉妹の苦境を見過ごすことは、心情的にむつかしいものがあります。

そこで、本人を呼び出し、親兄弟同席のもとで説教を垂れ、二度とギャンブルはしないという誓約書を書かせて、金を出してやります。その場合自分の内緒金であることもしばしばです。というのも、自分の夫や妻に、身内の醜態をつまびらかにするというのも、なかなかできることではありません。そういう不祥事は自分の家庭には持ち込まずにすませたい心理がはたらきます。

こうやって苦心惨憺して尻ぬぐいをしてやった兄弟愛も、十中八、九、いやほとんど百発百中で裏切られます。患者本人の病気はまだ続いているので、いずれまた再度の破綻が露見します。その際の借金は、前回より大きくなっているのが通常です。

怒り心頭に発し、再び前回同様の親族会議による説教と尻ぬぐいが繰り返されます。叱責の時間も長くなり「もうお前は俺たちの前から姿を消してくれ。できることなら死んでくれ」と、ついつい罵倒の言葉も度を強めるのは必至です。ところがそれでも、患者本人のギャンブルが止まないのが、この病気の根深さと恐さなのです。説教と尻ぬぐいでは、まだ治療のレールに乗ったとは決して言えないのです。

何度もお金を出してやっているうちに、自分の配偶者に事がばれたり、こちらから白状しなければならない事態が必ずやってきます。配偶者にしてみれば、義理の兄弟姉妹のために、台所も苦しい所帯からどうして出費をしてやらなければならないのか、怒りのやり場がないのです。そのうち、兄弟姉妹の夫婦仲にまで亀裂がはいり始めるのも自然の成り行きです。

5　親類・友人・知人

ギャンブル依存症が周辺に及ぼす影響は、家族や同胞にとどまりません。患者はあらゆるツテをたぐって、お金を工面しようとします。一日のうち眠っている時間以外はそのことを考え続けているので、ツテ探しと理由づけには常人を超える天才ぶりを発揮します。

まずは寸借です。親類の家にひょっこり飛び込んだふりをして、一万円か二万円を借りるのです。あるいは五万円か十万円かもしれません。理由は、財布をなくして困っているとか、子供たちに金が入用になったとか、商売の資金繰りに手こずっているからとか、いくらでも思いつきます。自分の配偶者に借金の事実がばれるといけないので、「家内にはちょっと内緒です」と付言するか、早めに返済するように悪知恵をはたらかせます。もちろん、この借金返済も、どこからか借り入れてのもので、自転車操業であることは変わりありません。

とはいえ、遠い親戚が親族会議にまで招集されるのは少ないはずです。あとになって患者が離婚して無一文になったり、自己破産したことを遅まきながら知らされ、そうだったかと内実が分かるのです。

知人の許にも、切羽詰まった患者が顔を見せます。このときの知人は、深いつき合いの友人から、一、二度しか会っていない知人まで、千差万別です。中学・高校時代の友人の自宅や職場にひょっこり現れないとも限りません。どちらかといえば、毎日顔を合わせる友人よりは、稀に会う知人のほうが、とりつくろいもでき、嘘八百を並べやすいので、患者の標的になりがちです。行きつけのガソリンスタンドや店、患者が自営業であればその得意先や客、学校に行っている子供の担任教師ということさえあるのです。寸借の理由もまた巧妙です。

ほんの近くまで来たが、バッグを盗まれて所持金がない、車がパンクして修理代がないなど、まことしやかな理由が述べられます。そういうときの患者の真に迫る演技には嘘っぽさは感じられません。患者は全くその者になり切っているからです。立て替えるお金が一万円か二万円であれば、窮地に陥っている本人を見殺しにする冷酷さなど、たいていの人はもちあわせていません。そういうことならと、演技にだまされ、財布を取り出して貸し与えるのが人情というものでしょう。

しかしこうした寸借が二度三度と重なると、さすがの情深い知人も変に思い始めます。例えば受け持っている子供の父親が教室にやって来て、「また車がパンクしました。一万円貸して下さい」と言っても、担任の先生は首をかしげます。一回目の借金から何ヵ月もたたないのに、同じ学校の前で同じ車がたて続けにパンクする確率などほとんどゼロに近いからです。心配になった担任の先生が生徒の自宅に電話を入れ、びっくりした妻が慌てて返済に来ることになります。

患者がまだ職を失わずに勤めている場合、会社に借金をすることも多分にあります。これは退職金の前借りになるわけですが、会社の上司が温情をかければ、退職金の額を超えてまでもの借金に至ります。患者はえてしてワーカホリックであり、仕事熱心なので、上司もつい情にほだされやすいのです。そうなると、患者を辞めさせるにも、借金が棒引きになるので、なかなか馘《くび》にできかねます。実をいえばそこが患者のねらいで、このずるずるべったりの腐れ縁は、解決策が見出されないまま借金は増えていきます。切るに切れない夫婦仲と同じ様相を呈してくるのです。

最近、職場の精神保健が以前よりは関心をもたれるようになりました。職場での精神科疾患で注意しなければならないのは、第一にうつ病、第二にアルコール依存症であるのは、大方が認める事実でしょう。私はこれらにつぐ第三の疾患が、ギャンブル依存症だと考えています。しかしまだ企業内ではギャンブル癖を単なる好みや人格の問題とみなして、病気だととらえる風潮はありません。治療のルートに乗らないまま見過ごされ、借財と家族崩壊の果てに退職していく従業員も多いはずです。

また近年、大企業には産業医が配置されるようになってはいますが、当の産業医自身がギャンブル依存症を正しく理解していない場合が少なからずあります。職場の精神保健維持のために、ギャンブル依存症も視野の中に入れておくと、早期発見・早期治療につながります。これについては第八章でもふれます。

第六章　ギャンブル依存と法的問題

1　債務

借金のないギャンブル依存者はいないと言っていいほど、ギャンブル依存に債務はつきものです。

第一章の診断の項で紹介したSOGS質問表には、どうやってギャンブル用のお金を工面するかという項目があります。家財を売ったり、質に入れたり、定期預金の解約や生命保険の解約による金づくりがそれにあたります。こうした借金以外の方法による金づくりは、債務ができる前段階としてだけではなく、債務と並行して生じます。あるいは、他人の援助や後に述べる自己破産によって債務を完済したあとでもおこります。

物品を媒介としてお金を手に入れる最も普通のやり方は、質屋の利用です。患者は金目のものなら何でも持ち出します。指輪やネックレス、時計、テレビにラジカセ、家電製品、衣服にバッグ、さらにはCDやゲーム機器も恰好の標的になります。マイカーも中古車店に売ったり、職人であれば大工道具などの商売道具も立派な質草です。

ギャンブルで負債をつくり、もはや家族が一切余分な金を渡さないようにしていると、患者はまずこうした物品を買ってもらう策略を思いつきます。ＤＶＤやゲームソフトが欲しいと親にねだり、買った品物を親に見せて安心させておいて転売するのです。

債務のうち、親類・知人・友人からの借金はたいてい利子がつかないので雪だるま式に増えないのですが、これが消費者金融つまりサラ金や、法外な利子で貸しつけるヤミ金融に手を染め出すと、事態は一変します。現代社会は、このお金の借りやすさに特徴があるといっても過言ではありません。しかも利息が高いほど、担保がなくても借りやすくなっているので、ギャンブル依存者はちょうど蟻地獄に落ちたアリのように多重債務の地獄にはまっていきます。

蟻地獄から這い上がるのは、もはや本人の力だけでは不可能です。尻ぬぐいという周囲の手助けが必要になってきますが、これで問題解決、一件落着にならないところが、ギャンブル依存症の特徴です。治療が始まらない限り、数ヵ月後、あるいは一、二年後、患者は別の蟻地獄に陥ります。しかもそのときの地獄は、前回のときよりも深く大きくなっています。患者はサラ金地獄からヤミ金地獄にはまっており、とどのつまりは、周囲がいかに頑張っても返済不可能なところまで至るのです。

患者本人の収入、配偶者の汗と涙の結晶のようなへそくり、親兄弟の援助、友人・知人からの寸借を含めて、最終的にギャンブルと負債の利息に支払われる金額は、数千万円になるのが通常です。それでも病気は続いているのですから、つぎ込んだお金は、全くの無駄金に終わり、ギャンブル産業と金融機関を肥らせるだけの結果になります。現在の日本では、こうした債務地獄に至るレールが、しっかりといたるところに敷かれているといっても言いすぎではありません。しかもそのレールが見えないよう、巧妙に迷彩をほどこされているところに、二重の怖さがあります。

このような利息によって増え続ける債務を放置したままでは、患者は決して治療のルートには乗って来ません。乗ったとしても、気はそぞろで落ちつかず、回復への道には踏み出せません。まず弁護士に相談するなりして、利息の加算の停止や、返済督促の中止、債務の削減などの対策を講じるべきです。その際、精神科医による診断書は有効な武器になります。なぜなら、ギャンブル依存症という病いを放置していては返済される余地がないことを債権者側も知っており、次項で説明する自己破産よりは、少しでも貸金を取り戻したいからです。

債務整理には、自己破産に訴える前に、以下の三種類があります。

ひとつは特定調停です。これは本人に安定した収入があることと、調停後の債務の支払いを五年以内で終えることができるという、二つの条件がつきます。簡易裁判所に出向いて、調停委員に助力を求めます。

金融機関から借金する行為を取り締まっている法律には二種類あります。ひとつは出資法で、金利の上限を二十九・二％と決めています。これを超える貸し付けをするのがいわゆるヤミ金融で、もちろん違法行為です。二つめは利息制限法で、貸し付けた元金によって金利の上限が決められています。具体的には、元本十万円未満が二十％、百万円以上は十五％、その中間が十八％

です。

消費者金融の利率はたいていの場合、この利息制限法を超え出資法ぎりぎりのところに設定しています。以前はこんな理不尽な貸し付けがまかり通っていたのですが、最近では利息制限法を優先させるようになっています。つまり、知らず知らず払い過ぎていた利息を計算し直して、元金弁済に当て、債務の圧縮をはかることができます。とくに何年にもわたってこつこつと支払ってきた場合、かなりの圧縮が期待できます。

調停委員は債務者と債権者の間にはいり、元金の減額や、将来の利息免除、月々の支払い減額などの合意をとりつけるのです。一社あたりの費用は千円以下ですが、どこの簡易裁判所の門前にも、同じ多重債務の問題をかかえた人が列をなしていますから、数ヵ月は待たされるのを覚悟すべきです。

第二の方法は、弁護士に依頼して同様の債務圧縮をはかる任意整理です。弁護士費用はかかりますが、債権者との一切のやりとりを弁護士がやってくれます。

第三のやり方が、会社更生法を個人に適用した個人民事再生です。利息制限法で債務圧縮ができないときや、それでもなお債務が多く、なおかつ本人に将来一定の収入が期待できる場合、やってみる価値があります。通常は、再生計画案にそって一定の金額を免除してもらうことができます。

しかしこのように多大の労力を使って債務を整理しても、肝腎のギャンブル依存症を放置したままでは、必ず新たな債務が生じます。

債務処理は、あくまでも将来の治療を大前提にして行うべきです。

2　自己破産

ついに本人自身の返済能力を超えた負債ができた場合、周囲が無益な援助を重ねるよりも、速やかに自己破産の手続きを考慮するのが賢明かもしれません。対応が早ければ早いほど、ドブに捨てるに等しい無駄な出費が抑えられます。

前述したように、もともとわが国の社会では、多重債務者をいとも簡単に生みやすい体質が放置されています。正規の金融業界でも、クレジット会社や通常の銀行や信用金庫など、無担保の個人貸し付けが起こりやすい土壌ができています。この土壌から必然的に生まれるのが、返済できないと分かっている市民へのさらなる貸し付けです。債務を負ったギャンブル依存者でも、A社の借金をB社から借りて返済し、B社の借金をC社からの借り入れで返済することができます。その挙句、借金は雪だるま式に増え、借金の火だるまを背負った多重債務のギャンブル依存者が陸続と生まれ出ます。

本来金融機関というのは、顧客の借り入れ状況を見極めたあとで、融資の決定を下す責務があるのでしょうが、実際にはそれが無視されているのです。日本では一流の銀行ですら、産業廃棄物の山のような不良債権の処理に頭を悩ましています。これも、金融界全体に安易な貸し付け風潮が充満していた証拠でしょう。

自分の支払い能力を超える借金がある場合、潔く自己破産の手続きをするのが、生き延びる健全なやり方です。それにはまず、破産申立をします。このとき大切なのは陳述書で、自分の経歴や家族関係、破産申立に至った事情、これまでの生活状況などを詳しく書く必要があります。また税金を滞納している場合はその一覧も要求されます。債権者の一覧表の中には借入の時期や借入金の使途についても記載しなければなりません。また自分の資産目録、家計の状況なども書き添えます。これらの書式は定型になっていて、地方裁判所に用紙がひとまとめにされています。誰でも申立ができるのですが、ひとりで行う自信がない場合、経験豊かな弁護士や司法書士の援助を受けるのも一方法です。もちろん有料で数十万から数万円の相談料は覚悟しなければなりません。

この破産申立から二、三ヵ月後に、裁判所からの呼び出しがあり、審尋が行われます。審尋は裁判官が申立書の内容を本人に直接確認するもので、たいていは十分以内で終了します。そして二、三週間たつと、裁判所から破産宣告と同時廃止決定の書類が届きます。これによって申立人は破産者となり、財産がないため破産手続きも同時に廃止されたことになります。平たくいえば、破産手続き完了です。

この時点から一ヵ月以内にするのが免責の申立ですが、破産申立と同時にこれを済ませておくことも可能です。自己破産の最終目標は何といっても免責ですから、不可欠のものです。書式はいたって簡単で、債権者一覧表は破産手続きで提出したものを引用できます。

免責についても審尋がなされ、申立人は裁判所に呼び出しを受け、次のような免責不許可事由がないかどうか訊かれます。

免責不許可事由の主なものとしては、財産隠しや虚偽の負債、不正な帳簿記載、偽りの陳述などがあります。特に注意しなければならないのは、浪費やギャンブルによる債務も、いちおうこの免責不許可事由に加えられていることです。

しかし昨今では、ギャンブル依存は精神疾患であるという認識が定着しつつあり、ギャンブルの借金でも免責が認められる傾向があります。この申立書提出の時点で精神科に通院中であれば、主治医からはっきりとした病気である旨の診断書なり意見書を書いてもらって、添付するのもひとつの工夫でしょう。もちろん統合失調症や躁うつ病が合併している場合、医師の診断書や意見書は大いに役立つはずです。

この免責の審尋も数人一緒に行われ、数分で完了するのが通常です。免責審尋日より約一ヵ月間に債権者から異議申立がない時は、免責の決定がなされます。最近では債務の全面免責ではなく、一部免責とする決定も増えてはいます。一千万円の負債のうち、百万円を支払えば残りは免責するというような決定ですが、裁判所の判断ですからお任せする他ありません。免責決定は二週間後に官報に公告され、その日より二週間後にとどこおりなく免責決定が確定します。

注意しなければならないのは、破産手続き中に、債務者が特定の債権者に対して、一部弁済（支払い）をすることです。この行為があると支払い能力が残っていると見なされ、手続きが終了しても免責が許可されません。

いったん自己破産者になってしまうと、通常の市民としての生活ができなくなるのではないかと心配する向きもありますが、全くの杞憂です。自己破産の事実は官報には載るものの、隣近所に知れることはなく、勤務先を馘になることもありません。住民票や戸籍にも記載されず、もちろん選挙権もあります。ただマイホームがある場合は、手放すのを余儀なくされます。しかし今住んでいるアパートを追い出されるようなこともなく、生活に必要な家財道具なども手元に置けます。要するに、これまでの生活と大して差がない暮らしができるうえに、負債が棒引きされる分だけ心理的にも経済的にも楽になるといえます。

注意しなければならないのは破産宣告から免責確定までの間、各種の資格を喪失することです。弁護士、会計士、司法書士、税理士、行政書士、弁理士、土地家屋調査士、社会保険労務士、不動産鑑定士、宅地建物取引主任者、保険外交員、損害保険代理店資格、証券外交員、警備士などがそうで、企業の役員も資格を剝奪されます。

資格を温存したいとき、またはそのほうが借金返済のメドがたてやすい場合、前項で述べた債務更生の仕方を最大限に生かしたいものです。

3　自己破産後の借金

自己破産の申立をすると、信用情報機関のブラックリストに登録され、すべての金融機関に情報が流れます。こうなると銀行・クレジット会社・消費者金融業者など、金融機関からの借入は不可能になります。

しかしそうはならないのが昨今の消費者金融業者の怖さです。免責の決定の旨は官報に公告されるので、そこを目がけて、多くの消費者金融業者からの融資の葉書や封書が舞い込むようになります。業者にしてみれば、自己破産者は負債から身軽になっているので、新たな返済能力を獲得した恰好の標的なのです。さまざまなところから、多いときには一日に数通の融資の誘いが自宅に届きます。葉書であれば頑丈な紙でできているのが普通で、簡単には破れません。しかも文面のうたい文句がふるっています。

「二ヵ月間、限定特別融資。あなたには自社独自の仮審査、ご利用限度額は十万円～十九万円」「バックアップローンであなたを応援」「自宅に居ながらにして資金調達」「ご融資額五十万円まで。他店で断られた方でもご融資」「あなたのためのドアは開かれています。その日のうちにお振り込みします」「今までになかった居心地の良さ。お客様大感謝祭」など、今借りなければ損といった甘言に、耳目をふさぐのは生やさしいことではありません。まして自己破産者は、喉から手が出るほどお金には困っているわけですから、ついつい電話をしてみたくなりがちです。

業者の中にはわざわざ、「悪質業者にご注意」と書き込んでいるところもあります。「このご案内は保管しておいて下さい。きっとお役に立つ時がございます」とも書かれています。

こうした郵便物は片はしからゴミ箱行きにして、目に触れないようにするのが一番です。

万が一誘いに乗って借金をすると、利息の実質年率は法定ぎりぎりの二十九％前後ですから、返済がとどこおっていくのはもう目に見えています。何年後かに再び破産申立をしなければならない事態に陥っても、もはや免責は不可能です。ここまで行きつくと、借金地獄から逃れるためには、違法行為をするか、姿をくらまして失踪生活にはいるか、生きるための選択肢は限られてきます。

貸し付けとは別の誘惑の手紙も舞い込みます。「免責決定。長い間お疲れさまでした」という文面で始まる挨拶状です。読み進めると、クレジットカードやローンの組み方を教えるノウハウ本を売りつけるのが目的の広告だと分かります。

こうした火事場泥棒のような誘惑にのって、うまくローンを組んだとしても、ギャンブル依存症という病気は続いているので、品物を換金する悪循環が再発します。いずれにしても行きつく先は、免責のない借金地獄です。

4 犯罪

ギャンブル依存者は、自己破産に陥るまでに、種々の手を使って金策に奔走します。眼中にお金のことしかない視野狭窄のなかでは、良識も常識も法律も存在しません。詐欺や搾取、窃盗や強盗、はては保険金殺人まで、新聞や週刊誌を賑わす事件には、根底にギャンブル依存が潜んでいる例が数多くみられます。

勤めている会社の金の着服や横領も、追いつめられたギャンブル依存者にとっては取っつきやすい行為です。一度うまく成功すると味をしめ、何度でも繰り返すので、発覚するときには横領額は千万、億単位の巨額になっています。

文書偽造にもギャンブル依存者の知恵が働きます。友人の保険証を偽造して借金を重ねるのはまだ序の口です。ある米国の研究者によると、ギャンブル依存者が辿る不法行為の道筋には三段階あるといいます。第一は、このような文書偽造による借金や、不法薬物の販売、不法なポルノ雑誌などの販売です。第二が、後で返却する意図をもっての公金着服や寸借、第三が周到な計画による詐欺と強盗です。

別の米国での調査では、GA（ギャンブラーズ・アノニマス）会員の二十一％、退役軍人病院でギャンブル依存症の治療を受けた患者の四十六％に、逮捕歴がみられています。英国での調査でも注目に値する結果が出て参考になります。不法行為の質を一般人口とGA会員で比較したものですが、GA会員では暴力を用いない犯罪が大部分を占めています。暴力に訴えない犯罪の内訳を、やはり一般人口とGA会員で比べてみると、前者では万引や盗品の横流しが多いのに対して、後者では着服や詐欺、文書偽造、偽装倒産が多くなっています。地域差がみられるのは窃盗で、スコットランドではGA会員の窃盗は一般人口に対して少ないのに比べ、イングランドではやや高くなっているのです。こうしたデータからも、ギャンブル依存者はどちらかというと非暴力的な犯罪に訴えてお金を手に入れやすく、そのうち窃盗に関しては地域差があることが分かります。

オーストラリアでのある研究では、治療を求めた患者七十七名とGA会員三十二名を対象にしていますが、およそ半数が不法行為をしたことを告白しています。不法行為をした者のうち約二割が逮捕歴を有しています。ここでも、多いのは着服と不法家宅侵入・窃盗です。

刑務所内における米国の調査では、一般受刑者の二十五%にギャンブル依存症がみられると報告しています。そのうちの多くは、アルコール依存や他の薬物依存も合併しています。見方をかえると、他の依存との合併が多いギャンブル依存症は、違法行為に走りやすいといえるのかもしれません。

非暴力的な不法行為のうち、ギャンブル依存者に特有なのは、保険金詐欺でしょう。二百四十一名のGA会員を対象にして調べた米国の報告は衝撃的です。依存者の大部分が手を染めている自分自身の生命保険の解約や、妻子の生命保険の解約は不法行為ではありません。問題なのは、虚偽の申告による保険金の入手です。ありもしない事故をでっちあげたり、さらには故意に事故をつくって自動車保険や傷害保険からの保険金を詐取するのが、最も手っ取り早い方法です。その他、家財保険を目当てに、住居侵入されて家具を盗まれたと嘘の申告をしたり、家に放火をして火災保険をだましとる方法もあります。調査では、四十七%の会員がこうした不法行為の少なくともひとつをしたことが明らかになっています。

一般に、ギャンブル依存者の不法行為は暴力犯より知能犯になりやすいと考えられていますが、負債の金額が大きくなってくると、重大犯も例外ではなくなります。実際、世間の耳目を集める生命保険金殺人事件のなかには、ギャンブルの負債に起因しているものが散見されます。ここにも、お金の入手のためには周囲が見えなくなり何でもしでかしてしまうという、ギャンブル依存症の底なしの怖さが指摘できるのです。

米国の保険業界の推計によると、不正請求による損害は年間約四十億ドルとされています。そのうちの三分の一を、ギャンブル依存者による犯罪が占めていると見積もられています。

残念ながら、わが国にはこうしたギャンブル依存症と犯罪の関係についての研究はまことに手薄です。私の勤める病院でかつて行った調査では、ギャンブル依存を合併したアルコール依存者は、合併のない人たちと比べて有意に犯罪歴が高くなっていたのは確かです。こうした事実からも、ギャンブル依存症は、通常の精神障害と異なり、反社会的影響が大きい疾患であることが分かります。

第七章　ギャンブル依存症の治療

アラブの世界には、「ひとりのギャンブラーは百人の大酒飲みよりタチが悪い」という諺があるそうです。アラブ世界では表向きアルコール飲用が禁止されているので、確かに大酒飲みの治療がしやすいのかもしれませんが、それ以外の文化圏でも、ギャンブル依存症はアルコール依存症に比べて難治だと思われているふしがあります。わが国でも一般の人々は、ギャンブルの病気は治らないと初めからきめつけている傾向があります。なるほど〈治癒〉は難しいかもしれませんが、限りなく回復に近づくことは可能です。これからその回復への道筋を詳しく述べます。この道筋以外、ギャンブル依存とたたかい、勝つ方法はないように思うからです。

ギャンブル依存症の本格的な治療は、一九六〇年代に英国で始まりました。ギャンブルをしている間にビリビリと電気刺激を与えて嫌な気分にさせ、ギャンブルから遠のかせるという嫌悪療法が一般的でした。たとえば、模擬賭博場に患者を立たせて、五十ボルトの電気で衝撃を与えたり、賭博の映像を見せながら通電したりしました。

この嫌悪療法は一九八〇年代になってもすたれず、競馬新聞を買わせ、ラジオとテレビで競馬の実況を聞かせながら電気嫌悪刺激を与える治療や、賭博に関する文章を読ませながら通電する療法が行われていました。

最近はやりの認知行動療法も実施されるようになっています。そこで試みられるのは、自分はギャンブルの才があり、過去の損失くらい将来簡単に取り返せるのだという誤った認識の修正です。一方で、ギャンブルの場面を想起させながらリラクセイションを行う脱感作療法を施します。しかし予後調査によると、こうした認知行動療法でも、治療には難渋しているのが現状です。

本章では、私の勤務する病院で実施して成果を上げている最も確実な治療プログラムを紹介します。現在のところこのやり方が患者にとって一番抵抗が少なく、特殊な技術が必要なわけでもなく、どこでも取り組める治療法ではないでしょうか。

1　導入期

ギャンブル依存者が自分から治療を求めて精神科を受診するのは稀です。アルコール依存症であれば、内臓を悪くしたり、離脱てんかん発作が出たりして、内科医から紹介され、自ら精神科の門を叩くことが少なからずあります。あるいは職場の上司、家族から治療を促され、自分でも潮どきかなと観念して精神科を初診します。

ところがギャンブル依存症では、表立って身体が悪くなり内科にかかることもないので、他科から精神科への紹介も皆無です。さらには、周囲にも、ギャンブルのやり過ぎが病気であり、治療も可能だという知識が行き渡っていません。いきおい患者は放置されたままで五年十年二十年が過ぎていき、家庭生活も社会生活も破綻して、やっと受診する段階に行きつきます。

ギャンブル依存症の初期症状は、何といっても借金です。本人がそれを返しおおせている間は、なかなかきっかけがつかめません。下手に注意しても馬耳東風、豆腐にかすがい、糠に釘でしょう。注意されて、却っていきりたつかもしれません。本人を説教するよりは、家族あるいは親族が精神科を受診して、医師の助言を受けるほうがよほど賢明です。

しかし残念ながら、すべての精神科医がギャンブル依存症に通暁しているわけではありません。精神科クリニックや精神科病院の外来に相談に行く前に、電話かファックスで、ギャンブル依存症を扱っているかどうか確かめておくべきです。アルコール依存症の治療をしている病院やクリニックであれば、ギャンブル依存症にも理解があるはずです。

専門家の助言はまず何といっても、借金の尻ぬぐいをしないことに尽きると思います。ギャンブル依存者の借金を肩代わりするのは、たとえて言えば、覚醒剤中毒の患者が離脱症状に苦しんでいるからといって、覚醒剤を与えるのと同じです。病気を軽減するどころかますます重症化させるだけです。

世間でよく行われているのは、借金の尻ぬぐいのとき、家族や親類が集まって本人を叱責し、二度とギャンブルはしないという内容の誓約書を書かせることでしょう。しかしこのやり方は十にひとつも成功しません。本人がギャンブルから遠ざかるのはせいぜい数ヵ月で、やがて再開し、前回よりも多額の借金をこしらえます。

その理由は、前に述べたように、本人が離脱症状のまっただ中にいるからです。今は金がないからやむなくギャンブルを中断しているだけで、頭の中はギャンブルで占められ、早く再開したいという思いでいっぱいです。そのためには、尻ぬぐいをしてくれる人間の前で神妙な顔をし、頭を畳にこすりつけて詫びを入れ、誓約書に署名するなど何の抵抗もありません。しめしめこれでしばらく借金地獄からは免れると、本人は頭を下げる陰で舌を出しています。あとはまた、ほとぼりがさめた頃、どこからか借金をしてギャンブルに走るのです。

本人がこしらえた借金は、本人に支払わせる。これが治療の原則です。月々の給料のなかから少しずつ、五年かかろうが十年かかろうが、分割払いさせることです。

この原則を貫こうとすると、家族・親族はたいてい二つの事柄に苦慮するはめになります。ひとつは、借金を放置しておくと、利息がどんどん増えていく場合です。本人の収入の範囲では、どう考えても返却できない状況がこれにあてはまります。しかしこれはとりもなおさず自己破産状態です。前章で述べたように破産手続きを進めるか、個人版会社更生法にのっとった身辺整理をするしかありません。

そうでなくて、何とか利息が増えず元本が少しずつ減っていく経済状態であるなら、こつこつ返済させる道を選ぶのが妥当です。不自由生活は年余に及ぶかもしれませんが、自分で播いた種ですから、自分で処理するのが道理というものでしょう。この苦労が身にしみれば、あるいはギャンブル依存から身を遠ざける良い結果を生むかもしれません。

家族・親族がいだくもうひとつの懸念は、借金先から襲ってくる脅迫まがいの返済請求です。借金は本人が作ったものなので、配偶者や親兄弟には何ら返済義務はありませんが、金融機関は人情がらみで攻勢をかけてきます。とくに消費者金融であれば、あらゆる手段に訴えて金の出所を追及します。

自宅や職場への度重なる電話、自宅訪問が重なると、電話の音や呼び鈴にも身体が反応するようになり、心身ともに困憊状態に陥ってしまいます。これがヤミ金融になると、借金の取り立ては血なまぐさくなります。勤め先や近所にまで嫌がらせの電話をかけてきます。こんな苦しみを味わうくらいならと譲歩して、肩代わりして借金の一部でも支払えば、相手の思うつぼです。こぞとばかり、その後も徹底的につけ込まれるようになります。野球で守備の弱点をつかれたのと同じで、ゲーム終了まで完膚なきまでに叩きのめされます。弁護士に相談すれば、そうした取り立ての防禦壁になってくれます。

以上がふたつの我慢のしどころです。しかしどうしても尻ぬぐいをせざるをえなくなったときは、ただひとつの条件だけは死守すべきです。つまり本人に治療を受けるという条件を提示するのです。そうすれば、借金の肩代わりによる病いの進行に歯止めをかけることができます。いわゆる名を捨て、実をとる戦術です。

一方で、このようにうまく治療のルートに乗らない変則的な事態も当然生じます。どう説得しても、あるいはどんなに追いつめても、本人が自分の病気を認めず、治療をも拒絶する場合です。周囲は全く途方にくれ、どうにでもなれという気持ちになるかもしれません。しかしそのようなときでも、すべてを諦めるには早過ぎます。精神科に通って家族カウンセリングを受け、主治医に相談相手になってもらうのもいいでしょう。ひとりで悩むよりは、専門家の助言を受けながら耐えるほうが楽ですし、無駄な苦労もしなくてすみます。そして何らかの転機が訪れたとき、患者本人が治療を受ける受け皿をつくっておくことができます。

同様に、ギャンブル依存症の家族の自助グループであるギャマノン（Gam-Anon）に通うのも大きな支えになります。同じ悩みをもつ人たちの集まりですから、自分の苦しみも遠慮せず吐き出すことができ、その道の先達からこまごまとした助言をもらえます。

ギャンブル依存症は、本人が病気を否定し、治療に興味を示さなくても、それは案外虚勢であることが多いのです。大部分の患者は、とめどなく〈地獄〉へ下降していく自分自身に恐怖を抱いています。そんな自分に押し付けがましい説教も垂れず、黙々と、そして淡々と精神科や自助グループに通う配偶者や親兄弟を見ていると、自分も行ってみようかなと思う瞬間が必ずや訪れます。それは一年先あるいは二、三年先のことかもしれませんが、無謀な尻ぬぐいを続けたり、逆に諦めて無視し続けるよりは、より確実で実りある回復を促す道筋です。

「自分も行ってみようか」と本人の気持ちが傾いたとき、精神科でも自助グループでも、連れ立って行ってみて下さい。回復への扉は、そのとき間違いなく開かれたということができます。

診察室を訪れた患者に対して、私はギャンブル依存症という病名よりは、正式病名である「病的賭博」という言い方を使います。治療の出発点として、この「病的賭博」のほうが患者に衝撃を与え、「やっぱり自分は病気なんだ」と観念するようです。

患者が治療のルートに乗るまでは、まさに山あり谷ありで、ひと筋縄では決していきません。たとえていえば、濁流に流されていた患者がアップアップ息をし、時には水も呑み、ようやく流木にしがみつくか、川岸の柳の枝につかまったようなものです。

逆に考えると、これがないかぎり、ギャンブル依存症という病気はいよいよ深まるばかりで、患者は濁流の渦に巻かれてしまうか、沖合遠く海の彼方まで押し流されるか、どちらかの運命が待っているだけです。

やっとしがみついた先が、精神科であっても自助グループであっても、それはどちらでも構いません。幸いにしてその両方を捉えたのであれば、それにこしたことはありません。治療にあたっては、その二つが車の両輪のように互いに補完しあっていくからです。

治療導入が最初の大きな山だとすれば、第二の山が治療開始直後に生じる離脱症状です。第一章で、病的賭博や強迫的ギャンブルがなぜ依存症なのか詳述しました。薬物依存症やアルコール依存症でみられるように、依存症の最も顕著な特色は、離脱症状つまり禁断症状の存在です。脳内に化学物質を長年にわたって取り込み続けたあと、突如としてその摂取を中断すると脳内の代謝が攪乱されることは容易に推測できます。しかしギャンブルでは、そうした物質を体内に取り入れるわけではありません。離脱症状など起こるはずがないという先入観をいだきがちです。まずこの誤った認識を一掃し、ノン・ケミカル・ディペンデンス（non-chemical dependence）という病態がある事実を胆に銘じることが大切です。

ギャンブルをやめると日を置かずして、イライラ、不眠、過敏、落ちつきのなさ、手のふるえ、発汗などの症状が出現し、それとともにギャンブル欲求が高まってきます。ギャンブルを再開すれば、それらの症状は一時的にでもおさまるので、これはアルコール依存や薬物依存と共通する強力な欲求です。毎日通院するなり、自助グループに通うなりして、日々新たにその誘惑を斥けないかぎり、たいていは負けます。修行中の仏陀を襲った、さまざまの誘惑とも同じだといえるし、あるいはそれ以上のものかもしれません。お釈迦さまでも、この欲求を意志の力で抑制するのは難しいのではないかと思います。

本人を部屋の中に閉じ込めて、家族が四六時中見張ってギャンブルをさせない方法が時としてとられます。しかしこの方法でひと月の間、見張り続けるのは不可能です。隙をみて窓から逃げ出し、お金はどこかで借りて、ギャンブル場に走るのがオチでしょう。また幸いにしてひと月間の見張りに成功したとしても、自ら望んでのギャンブル断ちではないので、監視がなくなったとたん、再開するのは目に見えています。

頻繁な外来通院や自助グループ通いをすることによって二、三ヵ月、ギャンブルなしの生活を貫いたなら、ほぼ離脱期を脱したと判断してよく、そのまま外来・自助グループで回復への道を歩いていいかと思います。

しかしそうでなく、旬日ののちにギャンブルを再開したときは、専門病院での入院治療が必要です。もちろん第四章で述べたような合併症がある場合、入院治療は必須になります。

残念ながら現在のわが国では、ギャンブル依存症の入院治療を行っている精神科病院はまだほんの一部です。しかしアルコール依存症を扱っている病院であれば、治療の幅をギャンブル依存症にまで広げていくことは充分可能です。また、アルコールや薬物依存症の入院治療をしていない病院でも、将来ギャンブル依存症に目を向けなければならない時代が必ず来ると思います。入院治療に関しては、患者や家族のほうから積極的に働きかけていってもいいでしょう。

精神科病院が対象とする疾患は、従来のように統合失調症、躁うつ病、痴呆だけでなく、さまざまなストレス関連障害や依存症にまで拡大しているのが、時代の趨勢なのです。こうした精神科病院のあり方自体の変化は、社会の要請によって加速されるものです。

私が勤務している病院では、アルコール依存症とギャンブル依存の患者は同じ病棟で治療を受けます。数は圧倒的にアルコール依存症の患者のほうが多く、討論や学習会、講義でも、アルコール依存症中心に行われています。しかしそのなかで使われる〈アルコール〉という用語をそっくり〈ギャンブル〉に言い換えれば、ギャンブル依存症にも充分通用し、役に立ちます。

この入院治療はもちろん開放病棟で行います。離脱症状がひどかったり、合併症が重篤だったりする場合をのぞいて、アルコール依存もギャンブル依存も鍵のかからない病棟で治療するのが原則です。

第四章でも少し触れましたが、精神科病院の入院形態には三種類あります。精神障害があるため、入院させなければ自分あるいは他人を傷つける恐れがある場合、精神保健指定医二人が診察して意見が一致したときに実施されるのが措置入院です。これは行政処分の一種であり、文字どおりの強制的な入院です。次に、精神障害者の治療と保護のために、入院が必要であると精神保健指定医が認めた場合の医療保護入院があります。これは本人の同意がなくても、保護者の同意があれば入院させることができるので、やはり広義の強制入院です。

第三が、本人の同意による入院で、原則として開放病棟で治療します。入院も本人の意志によるので、退院も自由であるのはもちろんです。ただし、精神保健指定医が診察して、治療継続が必要と判断すれば、七十二時間を限度に退院制限ができますが、あくまで例外的な処置です。

ギャンブル依存症の入院形態はこの任意入院になります。本人が入院を拒否し、家族が希望して医療保護入院にしたところで、治療は実を結びません。病気の持主は本人であり、患者自身が治そうと思わなければ治療の道は開けないのです。こうして自ら入院治療を選択したあとでも、入院が気にそぐわなくなればいつでも退院できます。

中途退院の理由の多くは、やはりギャンブル欲求の高まりによるものですが、だからといって周囲が無理に引きとめても無駄です。私はこれこそ入院治療の大前提だと思います。

私の病院でもこの大前提を生かし、ほとんどの患者で、入院時に退院日を決めています。大まかに分けて、一ヵ月入院、二ヵ月入院、三ヵ月入院がありますが、これも途中で変更可能です。三ヵ月入院だったのが、「もう大丈夫ですから」と二ヵ月で退院したり、逆に「まだ自信がないので」と願い出て、四ヵ月になったりします。

これは至極当然のことなのです。なぜなら、依存症の主治医は患者本人だからです。本人が主治医であり、医療スタッフは助っ人にすぎません。本人の主体的にギャンブルをやめたいという願い、それこそが命綱なのです。これがないところで、医療スタッフがいくら力を注いだところでザルに水を入れるようなものです。

私の病院は小高い丘の中腹にあります。二十年前まで、周囲は稲田と原っぱでしたが、数年前すぐそばに四車線の幹線道路ができ、空地は住宅地や店舗にとって代わられました。歩いて五分のところに、酒類の安売り店とパチンコ店もできました。口さがない患者は、「すぐ下にあるパチンコ店と酒屋も、先生の病院の経営でしょう。一方でアル中とギャンブル中毒患者をつくり、もう一方で治療して、二重に儲けている」と冷やかします。実際は資本提携などしておらず、全く無関係なのですが、入院患者にとっては店のネオンがたまらない誘惑になるようです。

治療中に飲酒したり、ギャンブルしたりすることを〈スリップ〉といいます。〈滑って転ぶ〉〈間違いをしでかす〉〈逃げ出す〉などの意味をもつ英単語で、治療の場ではよく使われます。病院の方針として、入院中にスリップすれば原則として強制退院になります。しかし「もう一度チャンスを与えて下さい」と本人が望めば、反省文を書かせ、入院続行を認めます。とはいえ、仏の顔も一度までで、スリップを重ねれば、どういう弁明をしようと追い出されます。

追い出された患者は、外来治療と自助グループで頑張っていくしかありません。そこでもまたスリップが続くようであれば、改めて本人の希望に応じ入院治療をやり直すのです。あくまでも患者本人が主治医なのですから、治療も本人の選択に任されています。確かに入院治療は、回復を願う患者にとっては大きく開かれた広き門です。しかし回復を願わない患者にとっては狭き門なのです。

病棟で一週間二週間とギャンブルを断った生活を続けていくうちに、患者の目の色と表情、言動に少しずつ変化が現れてきます。入院前の目は異様に鋭かったり、キョロキョロと落ちつかなかったり、あるいは逆にトロンとしているのが普通です。

目が鋭いのは、いかにしてギャンブル用のお金を手に入れるか、そのためにどうやって人をだますかに汲々としていたからでしょう。目の鋭さの裏には、人を信じられないという不信感も透けて見えます。自分自身が嘘をつき通していますから、他人も信用できないのは当然で、本人を援助するためにいる私たち医療スタッフにも疑いの目を向けるのです。

一方、目が落ちつかないのはもう離脱症状が始まっているのかもしれません。主治医とも視線を合わせることができずに、立ったり坐ったりしています。また目が死んでいるのは、患者がもう自暴自棄、どうにでもなれという投げやりな気持ちに陥っているからです。手元には金がない、したがってギャンブルはできない。しかも自分は精神科病院に入院してしまった。落ちるところまで落ちてしまったという絶望的な境地であり、一種の抑うつ状態です。しかしそれでも心のなかでは、ここに金さえあれば、ひとつギャンブルをやって、ぱっと気分を盛り上げられるのだがなと、思っているのは確かです。

そんなときは表情にも生気が乏しく、自然な感情の表出も失われ、笑顔もありません。目が鋭い患者は無表情ながらも、ちょっとした気に入らない刺激には、不快さを隠しません。イライラ、緊張、手のふるえ、発汗、不眠などを呈します。

しかしスリップのないまま一週間二週間と経過するうちに、目に生気が宿り始め、言動にもまとまりが出てきます。さらに三週間四週間たてば、目つきもやさしく、自然な表情が戻ってくるのです。

こうして離脱期を脱するまでの日数は、ギャンブル依存の深みにはまっていた年数の長さと重症度に左右されます。明らかな離脱期は、ひと月たてばほぼ脱出できると考えていいでしょう。

しかし離脱期を終えたからといって、もうギャンブル欲求がなくなったわけではありません。これからいよいよ学習への本格的な道のりが始まるのです。

3　学習期

学習期は離脱期が終わって開始されるのではなく、入院直後から既に始まっています。とはいえ、離脱期にある患者は他人の意見や助言に耳を傾ける余裕などなく、自分の心身の安定を保つのに精一杯です。受動的に病棟のプログラムに従っているというだけの生活が続きます。

離脱期の解消とともに、霧が晴れていくように周囲が見え始め、他人の話が耳にはいるようになります。同時に、自分の過去を振り返る内省力もついてきます。

学習期は、過去のギャンブル歴を振り返り、自分の病気を確認し、今後その病気とどうたたかっていくかを学ぶためのものです。

私の病院では、そのためのスケジュールが、休む暇も与えないくらいびっしりと組まれています。まず連日開かれるのが各種のミーティングです。新入院患者を中心にしての新人ミーティング、小人数で行うグループミーティング、アルコール依存症の患者とともに実施する総会ミーティングなど、盛りだくさんです。

ミーティングでは、自分を語り他人の話を聞いて参考にするという、単純な方針がとられます。説教とは無縁ですし、医療スタッフも単に同席するだけの存在です。これらのミーティング漬けによって、自分の過去が見えるようになり、将来の展望にわずかながら日の光がさし始めます。

ミーティングとは別に、フリー・トーキングの場も設定しています。ここでもまた方針は、患者同士の言いっ放しの聞きっ放しです。ギャンブル依存者やアルコール依存者、またはその二つが合併した患者が入り混じっていますが、お互いに通じ合うものがあるようです。もともとギャンブル依存者は、自分の心を開かず、他人の意見にも耳を塞いで何年も生きてきた経歴の持主です。同じような病気と境遇をもつ者同士がぽつりぽつりと語り合ううちに、悩んでいるのは自分ひとりではないのだということが実感できるようになります。

その他にビデオ学習がありますが、これは運転免許証更新のときに見せられるビデオ鑑賞と似たようなものです。まだギャンブル依存症用の適切な教材はないので、アルコール依存症を中心にした映画を見ることになります。このときも〈アルコール〉を〈ギャンブル〉に置き換えて学習すれば、大いに役立ちます。

医療従事者や外部の講師による講義も開かれます。医師や看護師、薬剤師、栄養士、ケースワーカー、自助グループ主宰者が、それぞれの立場から、病気の成り立ちや回復への道筋について解説し、助言を行います。

再びスリップしないためにはどうしたらよいか、予防策を学習するのもこの時期です。スポーツ新聞を読まない。パチンコ店の前を通らないようにする。ギャンブル仲間とは縁を切る。現金は少額しか持たず、クレジットカードは家族に預ける、というように細かい点まで、生活態度の点検をします。

スリップのきっかけには男女差があり、男性は怒り、女性は寂しさからギャンブルに走ってしまいがちです。そうした感情のコントロールの仕方も学習します。

このような心理・社会的な支援とは別に、体力づくりのためのプログラムも組まれています。ギャンブル依存者はなべて運動不足で、身体はなまっています。場外馬券売場なら多少は歩くこともあるでしょうが、パチンコやスロットマシンの場合は、朝から晩までほとんど坐りっぱなしです。季節の移り変わりに無関心になるのはもちろんですが、自分に肉体が備わっている事実らも忘れてしまいがちです。体力に応じて、園芸作業やスポーツ、二、三キロを歩くミニ行軍や、十キロを踏破する行軍が企画されています。汗をかき、息が切れ、筋肉が凝るといった体験を通して、自分が生身の肉体をもっているという実感を再確認するのです。

以上のようなミーティング、フリー・トーキング、ビデオ学習、講義、作業などは、大部分、病棟の自治会によって企画・実行されます。実質的な病棟の運営は患者に任されているわけで、入院二、三ヵ月の〈古参〉患者が順ぐりに自治会の役員としてバトンタッチしていきます。入院当初は右も左も分からなかった患者が、先輩患者から導かれていくうちに、自分もいつの間にか指導的な立場になっているというわけです。

もちろん主治医や担当看護師、ソーシャルワーカーによる面接も定期的に行われ、薬物療法の内容や今後の身の振り方について共に考えていきます。

しかしこの盛りだくさんの学習期で最も重要なのは、病院外にある自助グループの支援でしょう。複数のGAの会員、GAとは別の自助グループのメンバーが、日頃から病棟に出入りし、相談にのったり、定期的なミーティングを開くのです。

援助してくれる自助グループの会員は、病院の先輩患者であったり、他の病院のOBであったりと、さまざまです。こうした回復途上にある先輩たちが病棟にふらりと立ち寄っては、新入院の患者に話しかけ、悩みを聞いてやります。いわばピア・カウンセリングを行います。同じ病気の先達、回復者が、まだ病気のまっただ中にある患者に助言するのがピア・カウンセリングで、医療従事者の援助とは色合いの異なる助力を与えることができます。入院患者にしてみれば、ギャンブル依存から限りなく回復している同病者を目の当たりに見て、この恐ろしい病気から脱け出せるのだという希望を実感します。行けども行けども出口のないギャンブル依存という暗いトンネルの先に、患者は小さな光を見出すのです。

病院では毎週月曜日に、自助グループのOB、通院患者、入院患者が参加する院内GAミーティングが開かれます。医師と看護師、ソーシャルワーカーも臨席しますが、あくまで脇役です。一時間の顔合わせの間に全員が発言します。その内容は真摯で心にしみ入り、終了時には参加者全員が、何かを学ばせてもらったという感謝の念を抱きます。私自身このミーティングから多くを学び、本書を著すきっかけにもなりました。

ミーティングの方法はGAの方式を採用しており、テキストには十二ステップのプログラムを使います。毎回ひとつのステップを順々にやるので、十二回で全部のステップを終えることになります。十二ステップの詳しい内容については次項で説明しますが、十二番目のステップを終えたらまた一番目のステップに戻るというように、際限なく繰り返すのです。したがって三ヵ月間入院している間に、十二ステップをすべて学習することができます。ステップそのものは、途中からはいっても何ら支障はありません。第一ステップをマスターして第二ステップに上がるという算数のドリル学習とは、本質的に異なるからです。分からないままに、分かる範囲で、何十回も何百回もステップ学習を繰り返すのが回復の道なのです。

この院内ミーティングは週に一回ですが、その他の曜日にも、自助グループのOBが他の地区で開催されているミーティングに入院患者を誘ってくれます。もちろん強制ではなく、あくまでも自主参加です。これもまた大きな力になります。そうやって院内・院外で毎日ミーティングを重ねながら、自分の病気を知り、回復に向かう王道を自分なりに見つけていくのです。

入院費用に関してひと言。病気の保険にはいっていても、ギャンブル依存症では、保険がおりないと思い込んでいる患者や家族がかなりいます。何度も繰り返しているように、これは病気なのです。したがって入院保険にはいっていれば、アルコール依存症同様に当然入院給付金は出ます。ただし病名はギャンブル依存症ではなく「病的賭博」にしなければなりません。

4　自助グループ

自助グループは、同じ病気を持つ人々が集まって情報を交換し、悩みを打ち明け、対処法を模索して助け合う集合体です。障害をもつ人は社会の隅の方に押しやられがちで、苦悩もひとりで背負わされやすいものです。同病の仲間を知ることによって、誰にも言えなかった悩みを分かちあえ、悩んでいるのが自分ひとりでないと分かります。この連帯感は病気とたたかううえで、大きな力になります。

病気になった人は「何で自分だけがこんな目に」と自問しがちです。何も悪いことはしていないのに、どうしてこんな罰を受けなくてはならないのか、天を恨み、運命を呪いたくなります。しかし同じような境遇の仲間を目にすると、自分が決して特殊ではない事実に気づかされます。自分とあまりにも似通った他人を見ることによって、病気への認識が深まっていきます。嘆き呪うよりも、自分なりの人生を切り拓いていく勇気が湧いてくるのです。

精神疾患の領域で、自助グループが形成されたのはアルコール依存症のアルコホリックス・アノニマス（ＡＡ）が初めてです。一九三五年米国で創立され、今では全世界にその運動が広がっており、もちろん日本でも二百以上のグループが活動しています。ＡＡの他に、日本独自の自助グループである断酒会も一九六三年に全国組織として発足し、着実に実績を築いています。

日本生まれの自助グループとしては、不安障害や強迫性障害などのいわゆる神経症を対象にした自助グループ《生活の発見会》があります。その前身である啓心会の設立は何と一九五六年で、半世紀近い歴史を誇っています。現在の組織に改変されたのは一九七〇年で、現在全国に百五十以上の集談会があり、四千人を超える会員を擁しています。闘病体験を発表しあい、神経症の治療法である森田療法を学習し続けるとともに、会誌や書物も発行しています。学習の基本になっている森田療法は、一九二〇年代初頭に精神科医の森田正馬《しょうま》が確立した治療法で、その核心は「症状はそのままにして、今やるべきことを行う」という〈あるがまま〉の態度です。

ギャンブル依存のための代表的な自助グループは、本書で何度も言及したとおりGAです。AAよりは約二十年遅れて、一九五七年ロサンゼルスで産声をあげています。今ではAA同様世界中に活動の輪が広がり、日本では一九八九年、横浜で最初のミーティングが開かれました。以来十五年間に仲間が増え、二〇〇四年夏現在、北は札幌から南は沖縄まで三十五GA、五十七会場を数えるようになっています。

この三十五GAの内訳を眺めてみると、北海道に一、東北地方に四、関東に十一、中部地方に三、北陸に一、関西に四、中国地方に四、四国に一、九州・沖縄に六です。二百万人以上いると推定されるギャンブル依存者の多さと比べて、GAの数がまだいかに少ないかが分かります。しかし今後は、社会的な意識の高まりや、NPOなど市民の支援運動の気運の拡充とともに、その数が急増していくと思われますし、またそうならなくてはいけません。私自身は、少なくともひとつの市にひとつのGAがあって当然だと思っています。

GAは秘密結社でも宗教団体でも政治団体でもなく、ギャンブル依存からの脱却を目ざす人々の集まりです。入会・退会も自由、会費もありません。

ＧＡで大切なのは、その名称にも反映されているように、メンバーが無名性を保っていることです。自分の名前の一部をとって〈マサ〉とか〈バク〉、あるいは好きな言葉をつけて〈レボ〉とか命名し、お互いは〈さん〉や〈ちゃん〉をつけて呼び合います。こうした個人の来歴の匿名性には大きな意味があります。第一はプライバシーの保護であり、第二はメンバー間の平等性の確保であり、第三は、過去の自分から脱出して新たな人格を目ざす意志の表われだともいえます。従って、各人がＧＡのメンバーとしてメディアに登場する際も、顔を見せたり、本名を明かしたりしないのが原則です。もちろんメンバーであることを公表しなければ、実名を言ったり、顔を見せてもかまいません。

ＧＡのメンバーは、法律問題や債務履行のための助言の他、就業問題、家族の問題についても、お互いの経験を生かした助言を与えてくれます。

しかしＧＡが発揮する力の原点は、何といっても回復のためのプログラムに沿ったミーティングです。前述したように、プログラムは十二のステップから成っています。原文の翻訳抜粋は後出の付録に載せていますが、その大筋は以下のとおりです。

1　ギャンブルに対する自分の無力さと制御不能を自覚する。

2　自己を超えた大きな力が、自分の人生をより健康な方向に導いてくれると信じる。

3　その大いなる力（ハイヤーパワー）に身をゆだねる決心をする。

4 自分のこれまでの性格や言動を洗いざらい総括するとともに、負債についても詳細に点検する（棚卸し inventory）。
5 過去の過ちをありのままに、自分と自分以外のもう一人の人間に打ち明ける。
6 自分の性格の欠点を取り除く心の準備をする。
7 自分の短所の除去に対し、大いなる力に助力を願う。
8 過去に傷つけた人々に対する埋め合わせの気持ちを高める。
9 埋め合わせの気持ちを生活のなかで実行にうつす。
10 過去を反省するとともに、絶えず埋め合わせる行為を習慣化する。
11 自分を回復に導く大いなる力について考え、祈りつつ自己成長を継続させる。
12 以上の原理の実践を続行しつつ、同病の人にもその原理を伝え、支援する。

これらのステップの流れを要約すれば、「自分の無力を認めて大いなる力に身をゆだね、過去を振り返り、過ちを認め、大いなる力の助けを借りて、埋め合わせを続けながら、同病の仲間にも手を貸す」ということになるでしょう。

ここで注目すべき点は、出発点が「無力」であるということです。ギャンブル依存者は、客観的にみてもはやどうにもならなくなっているにもかかわらず、「何とかなる」と傲慢さを保持しているものです。そうではなく、堕ちる所まで堕ちて、いわゆるどん底体験をしたときこそ、希望が立ち現れます。これが底つき体験（ヒット・ボトム hit bottom）です。

この回復プログラムに対して、新しいメンバーが感じる途惑いはハイヤーパワー〈大いなる力〉という用語にあるようです。ギャンブルに対して自分が行ってきたすべてのあがきが無駄であり、もはや自分はギャンブルの前では赤子に等しい無力な存在であると認めたあと、自己を超えた大いなる力に身をゆだねる境地が得られるのです。ここに宗教臭、とくにキリスト教臭を感じて拒否反応を起こす人が少なからずみられます。

しかし宗教にとらわれる必要は全くありません。クリスチャンであればそのままイエス様、仏教徒であればお釈迦様、神道信仰であればそのまま神様が〈ハイヤーパワー〉になるはずです。反面、信仰に疎遠な人は、天地八百万《やおよろず》の神や〈自然の力〉に置きかえて考えてもいいでしょう。GAこそがハイヤーパワーだと言うメンバーもいます。私自身は〈その人が本来もっている自然治癒力〉、言いかえれば〈回復への道すじ〉こそがハイヤーパワーではないかと思っています。

各ステップには三つか四つの具体的な指針が示され、各指針ごとに〈経験の分かち合い〉という項目があります。そこに二つから四つ程度の質問がつけられて、メンバーは各自答えるようになっています。たとえば、自分の無力を認めるステップ1には、ギャンブルに対して意志や自覚が無力であると述べたうえで、「ギャンブルを実際にやっていたとき、意志の力が働かなかったのはどのような時でしたか」という質問があります。また、自分の過ちを認めるステップ5では、自分だけでなく他者にもすべてを打ち明けることの重要性を説いて、「過去の罪悪感と後悔が取り除かれ、嘘をつかなくなったことで、心の平和がどのようにもたらされましたか」と訊いています。

こうした問いかけは各ステップに十問から二十問あり、各メンバーがそれに答えていくことで、文字通り〈経験の分かち合い〉が達成されます。もちろん全員が同じ質問への回答を強要されるのではなく、自分が選んだ質問に答えたり、何もなければ近況報告をするだけでもかまいません。ミーティングのテーマとしては、「経験の分かち合い」以外にも、指針の項目をとり上げることができ、これが各ステップに三から四個含まれています。したがって全体としてのミーティングのテーマは、二百近くはある計算になり、十二ステップを何回繰り返しても追いつかないほどに豊富です。各メンバーが必ずしもステップ1から順を追っていく必要がないのはそのためです。何回も繰り返すことによって、回復への道が確かなものになっていきます。

ギャンブル依存者にとって、ギャンブルをやめ続けることは至難のわざです。アルコール依存症の患者と同じで、何年やめていても、ギャンブルに手を出せば再びもとの状態に立ち戻ってしまいます。そうしたスリップにブレーキをかけるのは本人の〈意志〉ではありません。依存に打ち克つ〈意志〉は、孤立状態では長続きしません。十二のステップの最初の段階に指南されているように、依存症になってしまうと、〈意志〉は道端に転がっている〈石〉と同じで無力なのです。

誘惑に打ち克つには、抽象的な〈意志〉などに頼るのではなく、誘惑にブレーキをかける行動を習慣化するしかありません。ギャンブルにはまっていたときには決してとらなかった新たな行動を、日々の生活のなかにきちんと組み込み、持続させるのです。その最たるものが自助グループへの参加であり、同じように回復を目ざすメンバーとの連携でしょう。危機を感じたらすぐに携帯電話を使ってでも、仲間に連絡を入れ、助言を受けるのです。ＧＡでは、後輩の手助けをする先達のことを引受人、後援者の意味でスポンサーと呼びます。

十二のステップは平たく考えれば、すべて人間らしい行動を司っている前頭葉の鍛練です。ギャンブル依存というプログラムは脳の奥深く刻み込まれており、これはもう外科手術でも取り除けることは不可能で、薬でも壊せません。この癌のような病巣が頭をもたげてくるのを防ぐのが、前頭葉といえます。悲しいかな前頭葉が学習したものは、そんなに長続きしません。学習をやめると、もとの白紙に戻ります。この意味で語学の学習と似ており、一日学習を休むと、またたく間に能力が低下します。ですから、大切なのは繰返しの自助グループ参加なのです。

十二ステップの中では、〈霊的〉（スピリチュアル）という用語もしばしば出てきます。心理的、精神的、道徳的、あるいはもっと具体的に謙虚さ、正直、思いやりなどと読みかえてもいいのでしょうが、ギャンブル依存者が信奉している〈金〉や〈物〉と対極にある概念と考えることができます。ＧＡではギャンブル依存者が無視してきた心の問題を非常に重要視して、何度も何度も内省を促すのです。

また〈棚卸し〉という表現も、新参のメンバーには馴染めないものです。自己の性格や生き方の欠点を総ざらいし、負債も包み隠さず明細化することを意味しています。

こうやってじっくり十二のステップの中味を見ていくと、実にうまく構成されていることがわかります。まさに依存症の回復のための英知のかたまりであり、いうなれば目に見えない心の世界遺産です。

先に、ＧＡの十二のステップの中にある〈ハイヤーパワー〉を〈自然治癒力〉と考えることもできると述べました。この〈自然治癒力〉は単独ではなかなか芽が出ないし、たとえ芽が出ても、放っておけばたちどころに枯れてしまう性質をもっています。各人に秘められた〈自然治癒力〉は、お互いにそれをつき合わせることによって呼応しあい、ますます育っていくような気がします。その呼応の場が自助グループではないでしょうか。

自助グループが発揮する力は、治療者と患者の間で生じる力とは異質の、複雑かつ巨大なものです。治療者―患者間に働く力が独奏とすれば、自助グループのそれはシンフォニーです。ＧＡの集いに参加していると、その力の源がどこに由来するのか、さまざまな感慨が湧いてきます。

まず自助グループは、同じ体験をした人々の集まりなので、他人から裁きを受ける気遣いがありません。外聞や他人の目を気にせずに心を開き、自分の弱さをさらけ出すことができます。自分が味わった絶望感、罪悪感、恐怖と怒り、人生に対する疑問を、洗いざらい打ち明けられます。

ギャンブル依存者は、長い間心の扉を閉ざしたまま生きてきています。他人の話にも耳を貸さなかったかわりに、自分の心にも鍵をかけ、胸塞いだままで年余を過ごしたのです。自助グループの集いで人に話を聞いてもらうことで、行き場のなかった迷いや絶望、罪悪感、自責の念など、自分を縛っていた複雑な感情から解放されます。

自分の話を聞いてもらったあとは、素直な気持ちで他人の話に耳を傾けられるようになります。話して、聞く。そうすることでお互いの体験の共通点を見い出し、今まで気づかなかった自分の感情にも光が当てられます。自分の弱さを自覚するようになり、それについても再び話すことができるようになります。

自分について話すことが、再び精一杯生きていこうとする再起にもつながるのです。すべては悪夢だったのだと夢から覚め、将来に向けての第一歩が始まります。

その意味では、自助グループの集いで最も大切なのは、誰もが真実を話すように努めることです。嘘を言わず、誠心誠意語れば語るほど、シンフォニーの威力は増すのです。充実したミーティングに参加すると、「ああ来てよかった」と幸せな気分になり、また明日も頑張っていこうという勇気をもらいます。私はこのミーティングにおける恍惚感こそが、ギャンブル場における偽の恍惚感を駆逐するものだと思っています。参加者が胸襟を開き合うところに、強い恍惚感と勇気が生じるのです。自助グループでこの感情を何度も何度も体験すると、ギャンブル場で感じたあのまがいものの恍惚感がばからしくなります。

前にも触れましたが、ギャンブル依存者の配偶者や家族、親類、友人のための自助グループがギャマノンです。依存者をとり巻く人々は、心身ともに多様な影響を蒙ります。無力感や自責の念、孤独感、絶望感、寂しさ、恐怖と不安、恥辱などの感情に、頭重や頭痛、動悸に胃痛、食思不振に不眠、過呼吸発作などの身体の異変も加わるのです。こうした境遇や苦悩は誰も理解してくれないと信じ込むことで、ますます症状が重くなり、袋小路に追い込まれます。

そうした人々が集まって、支え合うのがギャマノンです。二〇〇四年夏現在、全国に十六のグループがあります。ギャンブル依存症という病気を理解し、問題解決のための方策を学習し、援助し合うのを目的としています。ギャンブル依存者をとり巻く人たちのうち、特に配偶者は、問題のすべてを自分ひとりの肩に背負い、責任を持とうとしがちです。ギャマノンでは、その責任を放棄して、ギャンブル依存者をつき放し、ギャマノンのメンバー自身が自分の道を歩むように手助けしていきます。その基本方針の根底には、「ギャンブル依存者は、誰かが尻ぬぐいしている限りギャンブルを続ける」という揺るぎない鉄の認識があるのです。

ギャマノンに集まって来る人たちは、初めは生きる力も気力もなくし、自分は不運だと思っています。自暴自棄になり、誰かに話しても分かってもらえないと諦めています。

ところが、悩みを打ち明けているうちに、自分自身が見えてくるようになります。輪郭がぼんやりしていた問題が明確になり、解決の糸口が見えてくるのです。単に言葉をとりかわすだけの集いですが、共に語り合う過程で、異なった見方が統合され、出来事の新しい意味が浮かび上がってきます。集いは他人との出会いの場のみならず、自分自身との出会いの場でもあるのです。迷いながらも、自分を言葉にすることが、聞く者に感銘を与えるのです。

このギャマノンの最終目標は、当のギャンブル依存者をGAに結びつけることでは決してありません。当人がギャンブルをやめようが続けようが、その行動には左右されず、ギャマノンのメンバーは自分の生き方を身につけていきます。

以上、主としてGAとギャマノンについて述べてきましたが、そうした既成のものとは別に、自分たちの地域に根ざした自助グループや、病院独自の自助グループをつくっても一向にかまいません。ギャンブル依存症とアルコール依存症を一緒にした自助グループもあっていいでしょうし、薬物依存とギャンブル依存、あるいは摂食障害をひとまとめにした自助グループでもいいと思います。自分が住んでいる地区に自助グループがなければ、一念発起して自分でそれを作ればいいのです。そうやって日本の各地に、さまざまな形の自助グループができ、お互いに交流し合ってこそ、ギャンブル依存症に対するたたかいに勝利をおさめることができるのだと私は信じています。

もともと、ギャンブル好きな人は活動的で、目標を決めたらそれに向かう力が強く、工夫好きでもあります。自助グループもいったん発足すると、そうしたメンバーの持てる力が大いに発揮されてうまく運ぶようです。

しかし一方で、自助グループの落とし穴もあります。先輩や古株が威張り出して、軍隊のような雰囲気が生じるのが一番の障害です。確かに、三年ギャンブルをやめている人は、たった三ヵ月やめている人より〈偉い〉のかもしれません。しかし自助グループの中では全員が平等感をもっていないと、説教や裁きが横行するようになり、貴重な恍惚感は生じません。「来てよかった」という、前に述べたシンフォニーの力が失われるのです。

たとえばGAでは、新しいメンバーを導くスポンサーの役割をする人がいますが、このスポンサーシップは決して上下関係の存在を意味するものではありません。世話をするのですが、あくまでも平等な立場に立脚してのことなのです。

自助グループの中に、独裁者や支配者を生まないようにすること、将校と兵隊のような上下関係を生じさせないことが大切です。そのためには、GAの十二のステップの中にあった棚卸しを自助グループにもあてはめて、自浄作用を働かせるのも大いに役立ちます。

ＧＡではこうした点を考慮して、グループのための棚卸しワークシートを作っています。点検項目は十以上ありますが、いくつか紹介すると、「グループの基本的な目的とは何か」「新しいメンバーはグループにうまく溶け込んでいるか」「去って行く人が多いのであれば、それはなぜか」「話をしたり、活動に参加する機会は、メンバー全員に与えられているだろうか」「ミーティングを魅力的なものにするために、できるだけの努力を払っているだろうか」などがあります。もちろん会計報告の透明性や、皿洗いや掃除などの雑用の公平な分担も、必須の事項です。

こうして定期的に自己点検を行っていけば、自助グループは各地域に根づき、新たな芽を他地区にも広げて、豊かなネットワークを築いていくはずです。そしてその自助グループのひとつひとつが、ギャンブル依存に対するたたかいの重要な橋頭堡《きょうとうほ》になるのです。

5　薬物療法

第四章で述べたように、ギャンブル依存症に他の精神疾患が合併したときには、薬物療法が重要になります。統合失調症には抗精神病薬、うつ病には抗うつ薬、躁病には情動調整薬と抗精神病薬、アルコール依存症には抗酒薬といった具合です。

摂食障害や買物依存症には、まだ確立した薬物療法はありません。ギャンブル依存症も似たような状況で、これという特効薬はまだ見つかっていません。しかし、ある程度の効力は期待できるのではないかという薬もいくつか用いられるようになりました。

まず挙げられるのは、通常躁うつ病の治療に使われる炭酸リチウムです。必ずしも躁うつ病が合併していなくても、ギャンブル依存症に効いた報告がいくつかあり、中枢のセロトニン系に作用していると推測されています。同様な作用機序で、抗うつ薬のクロミプラミンや抗てんかん薬のカルバマゼピンやバルプロ酸なども一部では使用されています。

近年脚光をあびているのは、選択的セロトニン取り込み阻害薬であるSSRIです。これも本来は抗うつ薬ですが、強迫性障害にも有効です。第一章で述べたように、ギャンブル依存症は他の衝動制御障害とともに強迫性スペクトラムの一群に入れられて理解される潮流があります。SSRIは、既に万引や衝動買い、抜毛癖などの衝動制御障害にも有効とみなされています。SSRIのうち、ギャンブル依存症に使われているのはフルボキサミンとシタロプラムです。シタロプラムはまだ日本では承認されていませんし、その有効性も、二重盲検（患者と医師双方が治療薬と対照薬の区別を知らずに投与）での治験ではなく、少ない対象人数で云々されただけなので、確固たるものではありません。二重盲検で有効とみなされたフルボキサミンについても、まだ十数人の治験対象に基づいた結果ですから、確実とはいえません。結論として、ギャンブル依存症の特効薬はまだ存在せず、将来の研究を待たなくてはならないのが現状です。

6　家族への対応

どの精神疾患でも、治療が患者のみで終結することはありませんが、ギャンブル依存症ではより一層家族に対する配慮が必要になります。疾患そのものが、甚大な影響を周囲にもたらすからです。

初めから家族が相談に来た場合は、その時点からもう家族の治療が始まっているといえます。そうでなく、患者が単独で、あるいは家族に連れられて受診したときには、患者を診断し治療を開始するのはもちろんですが、家族が負っている心身上の痛手も評価し、援助の手をさし伸べることが不可欠です。それは早ければ早いにこしたことはありません。

その際の援助過程は大まかに四段階に分けられます。第一段階は、家族が必要とする情報と教育の提供です。現在の日本では、ギャンブル依存症についての情報がまだまだ一般市民には行き渡っていません。メディアで時折特集が組まれても、単発的であり、しかも病気の恐ろしさだけが強調され、対応策や治療面での情報はないがしろにされています。

いわばそんな情報過疎のなかで家族は手探りで対処し、やっと治療のルートに乗ったわけですから、まずはそれまでの苦労をねぎらい、科学的な情報を与えます。やはりこれは病気だったのだと家族は納得し、当人が治療の端緒についたことでほっとします。

このねぎらいと情報提供、あるいは教育を行いながら、一方で詳しい病歴をとり直します。元来、アルコール依存でもギャンブル依存でも、当の患者は自分の症状を軽く主治医に伝えがちです。一日焼酎三合だと言っていたのが、実は五合だったりします。同じようにギャンブル依存者も、自分の借金を低く申告します。二百万円の負債が、問いつめていくと五百万円だったりするので、家族の証言もまじえて、問いただ さなければなりません。この過程で患者自身も、自分が病気である自覚が深まり、家族は積もり積もった悩みを主治医に吐露することができるのです。

第二段階は、患者と家族の心理的・空間的な引き離しです。患者が入院すれば、両者の関係は空間的に一時断ち切られます。心理的には、今まで患者に振り回されていた自分を振り返り、距離を置くように勧めます。そのとき役立つのは、まず患者の病態に自分は責任がないのだと自覚することです。自分の対応が不完全だったから患者がこうなってしまい、それには自分に責任があると思うからこそ、さまざまに患者とかかわりを持ち、心理的に巻き込まれていったのだといえます。

現実には、どんなに手をつくして、患者をギャンブル依存症から脱け出させようとしても、家族は無力なのです。手をさし伸べたところで、ボールの来ないバッターボックスでバットを振るようなものです。力を込めてスイングしても空振りなのです。

家族は、患者のことはひとまず棚上げして切り離し、自分たちだけのことにのみ責任を負い、対処していくしかありません。こうした認識を得るには、ギャマノンへの参加が大いに役立ちます。

引き離しと同時に、家族自身の病気も正しく評価し、治療しなければなりません。前述したように、家族はさまざまな身体的不調に陥っているものです。不安障害やうつ病にかかっている可能性さえあります。多くの家族は主治医からそれを指摘されてやっと気がつきます。自分を振り返ることとさえ忘れるほど、患者に全身全霊をつぎ込んで生活してきているからです。

その反動からか、患者が回復のルートに乗り、通院やＧＡへの参加を始めると、家族はもう治ったような錯覚に陥りがちです。ですから、数ヵ月後にスリップしてしまうと「やはりお前は駄目だ」と、以前にも増して非難の矢を向けます。回復への過程も山あり谷ありで、一本道ではありません。以前は毎日のようにギャンブルをしていたのに、月に一回ですんでいるなら、これも進歩として、本人の努力を認めてやりたいものです。

第三段階は、これも第一、第二段階と並行して対処していかなければなりませんが、今後の治療の道筋を説明するとともに、負債に対する法的な解決法を共に考えてやることです。家族のなかには、入院治療によって患者の病気は治ると早合点している向きも少なからずあります。そんな手品のような治療法は特にギャンブル依存症には存在しません。その事実をありのままに知ってもらうことが必要です。

入院治療は、あくまできっかけ作りであって、本当の治療は退院後から始まるのです。しかもその先は長々と続く、気の抜けない道程なのです。とはいえ、ギャンブルをやめ続けていれば、決して地獄へ立ち戻る道ではないことだけははっきりしています。

他方、借金をどうしていくかについては、治療スタッフのほうが経験豊かなので、弁護士への依頼、あるいは役所への相談など、多くの援助ができます。

家族への対応の第四段階は、家庭内を〈普通〉の状況に戻す準備と予行練習です。ギャンブル依存者をかかえる家族は、十年二十年にわたって、家族の〈普通の味〉を忘れ去っています。週末の家族揃ってのドライブ、夫婦揃っての買物や映画鑑賞、家族の誕生日祝いなど、絶えて久しくなっています。それらを少しずつ復活させていくのです。

しかし、長年うっ積してきた家族の怒りは、そう簡単に消えるものではありません。「顔を見るのも嫌なあの人と一緒に歩くなんて、とてもとても」と顔をしかめる配偶者も決して稀ではありません。もっともな話です。

また、ギャンブルをやめて明るく活発になった夫に対して、ますます苛立ちを感じる家族もいます。「数十年にもわたって家族を苦しめ続けたのに、それも忘れ、よくも平気な顔をしていられるものだ」というわけです。その腹立ちも確かに理解できます。しかし患者にしてみれば、せっかく回復の道を歩き出したのに冷眼視されるわけですから、そのままでは立つ瀬がありません。

ギャンブルから足を洗う生活が、二年三年と続いてくると、それまでは家族の中で唯一の負け犬としてうなだれて暮らしていた患者が、自己主張もするようになります。その結果、家族内の力関係にも微妙な変化が生じます。今まで〈糞垂れ亭主〉だった夫が一人前の顔をして口をきくようになるのですから、妻は内心面白くありません。自分が上に立って説教を垂れ、逆に夫は頭を垂れて、謝罪ばかりしていたいわば〈妻優位〉の秩序が崩れ、対等なものに変化してきます。

妻としては立場がなくなり、ものの考え方や行動までも変更を余儀なくされるのです。なかには「わたしたちが本当にあなたを必要としていたときには家族を放っておいて、何をいまさら」と反発する妻も出てきます。これが高《こう》じると、「あなたはギャンブルをやっていたときのほうがよっぽどよかった」というセリフまでも飛び出すようになります。これもまた、患者が立ち直っていく過程で生じる不可避的な波紋なのです。

以上は、幸いにして患者が治療のルートに乗った際の対応ですが、周囲がどんなに治療を勧めても、本人が承知しない場合もあります。配偶者から「もう別れたいが」と相談をもちかけられることもしばしばです。主治医としては見極めどきが難しいところですが、他人に相談するくらいのときは、たいてい相当辛抱したあとであるのがほとんどです。「もう少し様子をみたらどうでしょうか」と簡単に勧められる状況にないことが多いのです。

家族の忠告にも一切耳を傾けない患者であれば、ひとりでその道を歩かせるのが最善の策だと私は思います。単身で堂々とギャンブル依存の地獄道を歩くのは、誰にもとめられません。まさしく〈博徒の妻子持ちはさまにならない〉のです。任俠映画にもあったように、博徒には天涯孤独がお似合いです。

中途半端でずるずると何年も一緒にいるより、早々と見切りをつけたほうがいいことさえあります。まだ子供がいなければ逃げ出すのは今のうちかもしれません。子供が小さくてもやはり逃げ出し、自分で生活を打ち立てる苦労をするほうが、十年二十年と夫のギャンブルで苦しみ、精根尽き果てるよりはよほどましでしょう。

あるいはまた、子供が一本立ちするまでと、覚悟を決めて懸命に生きていく手立てもあります。そのときでさえも、もうギャンブル依存の夫はいないものとして、自分なりの自活のすべを見つけておくのが賢明です。ギャンブルにのめり込んで他を見ない配偶者によりかかっていても、泥舟に乗っているのと同じですから、自分なりの小舟を作って泥舟とは距離を保つようにしておくのです。

配偶者やわが子、親がどうしてもギャンブルから足を洗わず、借金を重ねる場合、兵糧攻めのひとつとして、貸金業協会への貸し付け禁止依頼があります。配偶者や親、子が本人と同行して、居住地の都道府県の貸金業協会に出向き、本人への貸し出しを自粛してもらうのです。ただし、これは永久に有効ではなく、一年おきに再申請をしなければならない所もあり、また債権者が協会に加盟していなければ、役にたちません。

最後の兵糧攻めの手は成年後見制度の利用です。これは知的障害や痴呆、精神障害など、精神上の障害によって判断能力が不充分になった人たちを保護する制度で、二〇〇〇年から実施されています。任意後見制度と法定後見制度の二種があり、前者のほうは、本人があらかじめ任意後見契約を任意後見人と結んでおき、判断能力が不充分になったときに援助してもらいます。後者の法定後見制度は〈補助〉、〈保佐〉、〈後見〉の三つに分かれています。〈補助〉は、自分の財産を管理・処分するには危惧がある場合、〈保佐〉は、日常的な買物程度はひとりでできるが、車や不動産の売買、金銭の貸借は単独ではできない場合です。最後の〈後見〉は、自分の財産の管理・処分はもちろん、日常に必要な買物も誰かに代わってもらう必要がある場合です。

このうち老いた親がギャンブル依存症になり、家・屋敷も売り飛ばしそうになったとすれば、〈保佐〉の申請が可能になります。またわが子のギャンブル依存についても〈補助〉や〈保佐〉の設定が有用です。

この手続きは、まず診断書などを揃えて家庭裁判所に申し立てをすることから始まります。その後、家事審判官が審問、家庭裁判所調査官の調査、あるいは本人の判断能力について鑑定が実施されたりして、審判が下ります。こうして補助人、保佐人、成年後見人がそれぞれ援助者として選任され、本人の財産管理にあたります。もちろん審判の内容は戸籍には記載されません。

しかし、ギャンブル依存者をたとえ〈補助〉、〈保佐〉の監督下においたとしても、日常の小遣いくらいは渡さざるをえません。貰った小遣いを貯め込んでギャンブルに使う事態までは制御できません。そこがむずかしいところです。

第八章　ギャンブルとこれからの社会

数多い精神疾患のなかでも、ギャンブル依存症はとくに社会とのつながりが深い病気です。社会のあり方を変えなければ、この病気とのたたかいは局地的な戦闘だけにとどまり、大局的な勝利をおさめることはできません。本章ではそのための提案を行います。

1　実態の把握

第三章で、日本にはギャンブル依存者が少なくとも二百万人はいると推測しました。この数字は欧米の疫学調査を参考にして、日本でのアルコール依存症とギャンブル依存症の合併率をも勘案して算出した不確かなものです。

ギャンブル依存症は、日本では表沙汰にされていない巨大疾患だと言えます。しかも疾患そのものが家族と周囲を巻き込み、社会的にも甚大な影響を与える点で、決して看過できない病気です。治療や対策を考える場合、疫学調査がなければ、事はなかなか始まらず、進捗もしないものです。

本来ならこうした社会的ひろがりをもつ疾患は、政府が施策の一環としてその実態を把握しなければなりません。一民間精神科病院や二、三の公立病院、各大学病院が個々の力をいくら発揮したところで、全体像はなかなか浮かんできません。実態を把握するには、厚生労働省が音頭をとって専門の研究班を結成し、日本の数ヵ所を対象地域として選出して、調査をするのが最も効率的です。

地域の選定は、人口百万以上の大都市、数十万程度の小都市、数万程度の市、そして町村という具合にランクづけをして行います。その地域の人口構成に応じてサンプルを設定し、面接あるいは電話による調査をします。もちろんその際、年齢の上限と下限は定めなければなりません。

用いる質問紙表は、第一章で言及した診断基準（ＤＳＭ－Ⅳ、ＧＡの二十の質問、ＳＯＧＳ）のうちのどれかを使います。日本で十の地域を選び、各地域百人から五百人を設定するのです。全体では二千人程度のサンプルがあれば、信頼に足る数字が導き出されるはずです。第三章で引用した香港住民に対する電話調査でも、サンプル数は二千四百人です。

ある疾患の疫学調査の場合、病院や診療所を対象にして、アンケートによって受診者数を把握するやり方もあります。しかしギャンブル依存者が治療機関に姿を見せるのは稀ですから、この方法で全体像をとらえるには無理があります。

一九八五年から三年間にわたって実施された米国ニューヨーク州での疫学調査では、約一千二百八十万の成人人口に対して、サンプル数は一千人です。調査項目は性、年齢、人種、年収、教育年数、就業状況、居住地などで、ＳＯＧＳが診断尺度として使われました。調査を依頼したのはニューヨーク州精神保健局であり、リサーチ専門の会社が実務を担当しました。これをみても、こうした疫学研究は治療機関が行う必要はさらさらなく、その方面の実務者に任せたほうが実際的だということが分かります。

二十年前のニューヨーク州での調査や最近の香港での調査と同じような仕事を、同様の人口を擁する東京都が実施すれば、画期的な業績になることは間違いありません。都知事はカジノ構想を打ち上げる前に、そういう下調査も同時にしておくのが、行政のあるべき姿でしょう。

2 治療機関の充実

精神疾患のなかでも、患者数に比べて、その治療機関の整備が最も遅れているのがギャンブル依存症です。その理由は、疾患としての認識が始まって、ようやく十年から二十年くらいにしかならないためです。アルコール依存症の治療と比べて約二、三十年は遅れているといえます。

現在アルコール依存症に関しては、国立病院のなかにも、アルコール専門病棟をもち、全国から専門家を集めて研修をほどこしているところもあります。その他の公立病院や民間病院、診療所でも、アルコール依存症を治療の中心にすえている施設が少なからず存在します。治療や予防、基礎研究に対する医療従事者の熱気は、アルコール依存症関係の学会や研究会の数、専門誌の多さに遺憾なく反映されています。主なものだけでも、アルコール精神医学会、アルコール関連問題学会、アルコール医学会、アルコール・薬物医学会、嗜癖行動学会、アルコール医療研究会などがあり、それぞれが機関誌を発行しているのです。

一方のギャンブルは、主として社会学を中心としたギャンブリング＊ゲーミング学会が最近発足しただけで、依存に対する医学的な学会はおろか研究会さえありません。まして専門誌の発行など夢のまた夢が現状です。

こうした治療・研究面の貧困さは、行政が音頭をとらないと、なかなか克服できません。

米国には二十四時間体制の電話ホットラインを設け、ギャンブル依存に対する相談に応じている州もあります。特に州内にカジノを擁している州政府は、そうした政策を実施しているようです。

ところが日本では、国や自治体が競馬や競輪・競艇・オートレースなどを運営しながら、ギャンブル依存症の治療に関しては全くの無策です。公営ギャンブルを運営している自治体が、ギャンブル依存症の相談窓口や電話ホットラインを設けている話など聞いたことはありません。

米国の例をあげると、州営のロトによる収益金の一部をギャンブル依存症の治療にあてることを法制化している州があり、アイオワ州やマサチューセッツ州はその筆頭です。法制化までは至らなくても、一般会計の一部をギャンブル依存症の治療にさいているニュージャージー州やニューヨーク州の例もあります。メリーランド州やペンシルバニア州は、ギャンブル依存症に対する州立の治療機関をもっています。その他、ギャンブル依存症の研究に対して、助成金を出している州も、コネチカット州、ウィスコンシン州など十州以上にのぼります。

そうした米国の公的な取り組みと比較すると、日本は目をおおいたくなる現状が放置されたままでです。少なくともギャンブル場を経営している自治体は、所轄の精神保健福祉施設に、専門の相談窓口を設けるべきではないでしょうか。公的機関が音頭をとって対策に乗り出せば、民間の精神科病院や精神科クリニックをも巻き込んだ治療のネットワークができていくはずです。

電話ホットライン、相談窓口、公的治療施設、研究助成金以外にも、行政が手を貸すことができるのは、ＧＡやギャマノンの受け入れと育成です。

前述したように、現在全国に三十五のＧＡと、その半数に満たないギャマノンがありますが、会合の場所として精神保健福祉センターや保健センターを利用しているのはほんの一部にとどまっています。多くは教会や病院、クリニック、公民館を利用しています。少なくとも、全国にまんべんなくある公的な保健機関が、ギャンブル依存症にもっと眼を向け、対策と治療に取り組めば、既存のＧＡやギャマノンに施設の門戸を開くことも可能になります。もし地域にＧＡがなければ、根気よく育成をはかればいいのです。

こうやって公的機関の対策ネットワークが形成されるだけでも、ギャンブル依存症に対するたたかいは大きく前進するはずです。

3　法的規制

ギャンブル依存症に対するたたかいを内側から支えるのが治療機関の充実だとすれば、外側から敵を包囲していくのが法的規制です。いくら治療の場を充実したところで、法的規制を含めた政策が機能しなければ、増え続けるこの病気への対処も焼け石に水になります。諸外国でも、ことギャンブルに関しては、厳しい政策と法的規制がとられています。これは、ギャンブルに不可避的に付随する不健康な部分、反社会的な側面を、社会と国が体験的に知っているからでしょう。

まして経済的側面からみても、ギャンブル産業が国全体の活動にいかに大きな比重を占めているかが分かります。パチンコ業界で年商が三十兆円、日本中央競馬会で三兆円ですから、他の公営ギャンブルを加えると、わが国の一年間のギャンブルの総売上は四十兆円弱にはなるはずです。国家予算が八十数兆円ですから、その半分とまではいかなくても、四割以上に相当する巨額なのです。法的な問題をぬきにしては、ギャンブルを論じられない理由もそこにあります。

米国の場合、ギャンブルに使われる金額は年間二千五百億ドルくらいで、そのうち四分の三強がカジノ、一割弱が州営のロトによるものです。行政が直接管理しているという点では、この州営ロトが最も典型的なものです。

元来ロトは〈痛みを伴わない税金〉の性質をもち、州の歳入の一翼を担っていました。ロトの収入によって、橋や道路の建設、病院新築がなされた時代が古くはあったのです。しかし今日、さまざまな側面から見直しの気運が高まっています。ひとつには、〈痛みを伴わない税金〉というものの、実際は低所得者層ほどロトに金をかけ、平均所得の低い州ほどロトが盛んだという実態があります。つまり、本来税金は高所得者からより多くとるべきなのに、正反対になっているというわけです。

もうひとつは、政府がはたしてギャンブルの胴元になっていいのかという倫理面での批判です。

州政府自身はロトはギャンブルではなく娯楽に過ぎないと詭弁を弄しながら、一方で射幸心をあおる宣伝もしています。男たるものロトぐらいしなければならないという修辞を並べて、男性とギャンブルを結びつけて住民に訴えているといいます。こうしたやり方で税収増加をはかるのが、本当に正しい道なのか、良識派は首をかしげるのです。

州営ロトによる収入の分配は、五十％が配当金、十五％が必要経費ですから、州政府のもうけは三十五％にしかなりません。この額が州全体の予算に占める割合は三〜四％に過ぎず、自動車運転免許証代による収入よりも少額です。批判の矢もそこに集中しており、たったそれくらいの収入を得るために、政府が胴元としてギャンブルの促進をしてもいいのか、というわけです。

日本で、この州営ロトと同じような役割を果たしているのが、公営ギャンブルでしょう。競馬・競輪・競艇・オートレースなど、第二次世界大戦後、各地の自治体がこぞって運営を始めました。今ではそのギャンブル場が全国に百十ヵ所ほどあります。確かに発足当初はその利益金がさまざまな施設の戦後復興建設に充当されたのでしょうが、現在では、軒並み赤字転落して、却って自治体のお荷物になってきています。

六、七年前、この落ち目の公営ギャンブルに歯止めをかけるべく、市役所がやっきになり、失笑をかった出来事がありました。福岡県の某市が、新成人たちをオートレース場に無料招待して、レースに親しんでもらおうとしたのです。さすがにこれは市民の猛反対にあい、企画は断念されたようですが、良識の軍配は市民の方に上がったということでしょう。またこれも福岡県の別な某市ですが、競艇場の不人気が続くので、場内にビヤホールを併設し、開催時間を遅らせて三時十五分から八時四十分までにする工夫がなされました。依存者にアルコールがはいれば、いよいよギャンブルに歯止めがかからなくなるのを知ったうえでの謀略でしょうか。

少なくとも地域に公営ギャンブル場を有する行政当局者は、ギャンブルによる収益だけでなく、その陰にひそむ種々の障害をも頭にたたき込んでおくべきです。まして赤字になっているのならさっさと廃業して、「行政がギャンブルの胴元になっている」レッテルだけは剝いでしまいたいものです。いくら雇用確保とはいえ、行政の知恵はもっと他の分野に向けられていいはずです。

同様な問題を投げかけているのが、スポーツくじというギャンブルです。日本では二〇〇一年にスポーツ振興投票、つまりサッカーくじが導入されました。これは一種のスポーツ・ロトと見なせます。

現在、合法的なスポーツ・ロトを有している国は世界で四十ヵ国ほどあります。行政的な収入としては、さして住民を刺激しない新機軸の方策です。しかも、既に公営のロトがある国では、対象とする購買層が異なるという点でも、スポーツ・ロトが妙案として考え出されたようです。いわば新たな税金市場の開拓ですし、行政にとっては、〈自由意志による納税〉になります。

しかしここでも実態は州営ロトと同様、高い所得者層には人気がなく、むしろ低所得者層のほうがスポーツ・ロトを購入するという皮肉な結果になっています。

スポーツ・ロトに関しては、その他にも種々批判があがっています。元来スポーツとギャンブルは無関係なのに、ロトによってスポーツの清潔なイメージが損なわれるのではないか。スポーツに打ち込む青少年や若者に対して、ギャンブルを身近なものに感じさせ、新たなギャンブル依存予備軍をつくり出すのではないか、といった批判です。

これらの議論は、日本でのサッカーくじの発足時にもなされましたが、政府与党の音頭とりで見切り発車しています。しかしサッカーくじが認められたからといって、議論にもうケリがついたわけではなく、これからも論じ続けなければならない問題であることに変わりはありません。幸い、サッカーくじの売り上げは初年度こそ六百億円余あったものの、毎年約二百億円ずつ売り上げを落とし、破綻寸前です。配当金と運営費をまかなうのがやっとで、助成金どころか初期投資の返済金の捻出もままならなくなっています。潔く廃止して、まっとうな助成金のあり方を考える時期に来ています。

最近日本で浮上してきたのが、カジノ構想です。東京都が最も声を大にして手を挙げていますし、自民党内部にもカジノを考える議員連盟が設立されました。他の自治体でも観光客誘致の目玉としてカジノ創設を打ち上げているところが少なくありません。確かにカジノは、世界の国々の六割以上が国営で管理運営しており、先進国のうちでカジノが存在しないのは日本だけです。

しかしここで考えなければならないのが、日本独自のギャンブル場、すなわちパチンコ店があるという事実です。この存在に目をつぶったままで、先進国なみにカジノを合法化すれば、それこそ日本はギャンブル汚染国になってしまいます。

ヨーロッパの国々が運営しているカジノは、よく観察すると、注意深い配慮がなされていることに気がつきます。ひとことでいえば、ギャンブル依存症を大量につくり出さないように、規制の枠が二重三重にはめられているのです。

たとえば、まずカジノは特定の限定された場所にしか設立を許可されませんし、その存在自体を大々的に宣伝しません。英国では、一般的な広告さえ禁止しています。さらに、少しでも敷居を高くするために入場料を取り、パスポートなどの身分証明書の提示を求めます。フランスやモナコでは、自国民をギャンブル汚染から守るために、カジノへは外国人しか入場を許していません。

英国では会員制をとっており、新会員になったとしても、四十八時間は入場を待たされます。これも、衝動的にギャンブルをする人々を規制する措置だと見なせます。

またドイツやオーストリアでは、ギャンブル依存症の患者が、その旨をカジノに申し出て、もしものときには自分を入場させないように依頼しておくことができます。同様に家族からの依頼でも、正当だと認められれば、当の本人が入場しようとしても門前払いされます。

さらに、カジノの内部もギャンブル熱をあおりたてない工夫がされています。端的に言えば、過度な刺激の廃止です。音も静かであり、せきたてるような音楽とは無縁です。大当たりしたところで、大音響が鳴りわたることもありません。酒を飲みながらのギャンブルはご法度であり、アルコール類は離れたサロンでたしなむしかありません。もちろん明らかに酔っていればつまみ出されます。

カジノ内の職員自身も、ギャンブル依存の徴候をつかむように教育を受けており、病者と分かれば、それとなく治療を勧めるくらいの心構えでいます。もっとも米国のカジノはヨーロッパと異なり、上述したような自制策が若干ゆるくはなっています。

日本にカジノを導入する際に、議論しなければいけないのは、そうした自主規制をどうやって築いていくかであり、やみくもに公認すればいいというものではありません。アルコールと同じく、ギャンブル市場が拡大すれば、それだけその依存症もはびこるという単純な事実を認識しておく必要があるのです。

さて、これまで公営ギャンブルについてみてきましたが、日本でギャンブル依存症の最大の温床となっているのは、パチンコとスロットマシンです。第一章でも強調したように、年商が自動車業界の総売上をも凌駕する三十兆円であり、国家予算の三分の一に相当する膨大な市場を形成しています。しかもこれがすべて非公営だという点に、ギャンブルにおける日本の特殊性が集約されているのです。パチンコとスロットマシンに言及しないで、ギャンブル依存症を論じることは不可能です。

この巨大市場は、私企業であるため、前述したヨーロッパのカジノのような自粛手段は全くとられていません。いや、自制どころか、正反対の方策を駆使して不断に市場を開拓し活性化しているのが実情です。

まずカジノと違って、入場料もなく、身分証の提示も要求されず、子供や少年少女以外の万人に門が開かれています。ギャンブル依存の徴候に気をつけるなどの野暮な配慮はなされておらず、たとえその明らかな徴候があったとしても、治療を勧めるなどの方策は、一顧だにされていません。家族が、これこれしかじかの者は入店させないようにと懇願しても、一笑に付されるはずです。

そして店内は、感覚を刺激し、冷静な判断力を一層攪乱するような音と光が充満しています。大当たりが来れば、大音響が鳴り、七色の光が点滅するというわけです。まさしく五感を駆使して、ヒトの脳を条件づけする巧妙な仕掛けがなされているのです。

加えて、その宣伝広告たるや、通常の商店の開店宣伝が毎週行われているような賑わいぶりです。夜空に放たれる投光機、パチンコ店の周辺に立てられた旗、新聞に入れられたチラシ、さらには地域住民への葉書など、ありとあらゆる手段が動員されます。葉書には、〈新台入替、全機種全台が怒濤の大開放〉、〈気合！迫力！衝撃！驚異の大開放を味わえ！〉、〈スロット最強イベントでコインが溢れ、そして舞い踊る〉、〈出玉戦争勃発！壮絶バトル〉というような文句が、色とりどりで躍っています。ギャンブル依存者ならそれを見ただけでも、自動的に足がパチンコ店に向いてしまうでしょう。

広告はスポーツ新聞や雑誌にも出ますし、テレビにも時々顔を出します。アルコールの類は長年、宣伝広告が無制限のままでしたが、在野からの長年の運動が実って、数年来少なくともテレビのゴールデンアワーからは、ＣＭが消えました。ところがパチンコやスロットマシンについては、つい最近でもゴールデンアワーに放映されたバレーボールの世界選手権試合のスポンサーは、パチンコ機器最大手の企業でした。

回復をめざしているギャンブル依存者が胸を締めつけられるのは、見ていたテレビドラマにパチンコ店が映ったときです。同様な現象はアルコール依存症でも生じ、うまそうにビールや清酒を飲む場面では、思わず腰が浮くといいます。テレビでのＣＭの自粛はそういう意味で有意義であり、最近ではタバコをすう場面も、テレビのドラマでは制限されるようになっています。ギャンブルについてもそうした場面を控えるように、テレビ局側で自主規制する時代にきているのではないでしょうか。

あまねく全国に進出しているパチンコ店の、こうした広告宣伝活動に歯止めをかけられない理由は、ひとえにパチンコやスロットマシンがギャンブルと見なされていない点にあります。法律上、パチンコ産業は単なる風俗営業であり、取り締まる法律は刑法以外には風俗営業適正化法しか存在しません。しかし、パチンコやスロットマシンが正真正銘のギャンブルである事実は、そこで次々と生み出されているギャンブル依存者の多さから言っても、明々白々なのです。

第六章で述べた、パチンコにのめり込んだがゆえに起こされる種々の犯罪の他にも、親のパチンコ依存による子供の犠牲も跡を絶ちません。車内に放置された幼児が、親のパチンコ中に熱中症で死亡したり、両親がパチンコに熱中している間、アパートに残された幼い姉妹が火災で死んだり、母親がパチンコ中、店の駐車場で遊んでいた幼児が、出入りする車にひかれて死んだりと、事故は枚挙に暇がないほどです。極めつけは、高校の男性教師が、授業を生徒自習にして、自分は連日パチンコ店に通っていた事例でしょう。

このような事例や事件も、パチンコやスロットマシンがギャンブル以外の何ものでもないことを物語っています。

最近では、親の熱中のあまり子供に起きる悲惨な事故を防止するため、パチンコ店の中に育児室を設ける施設も出てきているようです。はたしてこれが正しい対応策なのか、本末転倒の弥縫策なのか、考えてみる必要があります。

自治体のなかには、駅前や幹線道路沿いに次々と進出してくるパチンコ店を、新設条例によって食いとめようとしている市町村もあります。駅前は子供や青少年の通学路でもあり、また文教地区内の道路脇にパチンコ店が建つと、子供への影響が懸念されるからです。しかし、市町村でそうした条例をつくって建設を禁止しても、県の条例ではそうした規制ができないことになっています。したがって、業者が法に訴えれば、市町村側が敗訴して、多大な損害賠償額を支払うはめになります。これもまた、パチンコとスロットマシンがギャンブルと見なされていないことによる悲劇なのです。

パチンコ店の営業時間は通常夜の十一時までですが、県条例によってこれを緩和している所もあります。三重県では大晦日から元旦にかけての二十四時間営業が許可されていますし、石川県に至っては、年末年始や新盆・旧盆・百万石まつりのとき、午前一時までの営業が可能です。

カジノにしても、競馬・競艇・競輪・オートレース場にしても、市街地のど真中や、文教地区に設けられることはまずありません。営業時間も野放図ではありません。ギャンブル場として認知されているので、それなりの身の処し方が課せられているからです。

それでもパチンコ業界が、仮に自分たちの業種はギャンブルではなく、ただの風俗営業であると強弁するのであれば、景品の換金システムの廃止を胸を張って受け入れるべきでしょう。パチンコ店に隣接して設けられている景品換金所こそが、パチンコとスロットマシンがギャンブルであることの象徴なのです。景品は換金できないとする厳しい法的規制をして、取り締まりを厳重にすれば、パチンコ店のギャンブル度は大幅に薄められるはずです。

いずれにしても、遊戯場の仮面をかぶったパチンコ業界の自己欺瞞が、このまま永続するとはとうてい考えられません。世論の気運が盛り上がり、渋々と政治家たちが腰を上げ、法の網をかぶせられる前に、業界側は自己点検をし、本来の遊戯場に立ち戻るための自己改革をすべき時期に来ています。

この内部からの改革を怠り、従来どおりの商戦にばかり熱を入れていれば、将来必ずや大がかりな法規制がなされて、ほぞをかむ事態に立ち至るように思うのです。

現在、法的に全くの無防備状態にあるのが、インターネットを利用したネット賭博でしょう。実態が摑みにくいうえに、アクセスしようと思えば容易に参加できます。今のうちから、法整備を進めておく必要があります。

治療を受けないギャンブル依存者が行きつく先は、多重債務と自己破産です。もちろんこの途中に、家族や親戚縁者・知人による尻ぬぐいがあったり、犯罪行為による入金があれば、終着点にたどりつく年数は多少なりとも延びます。その間に、信用をなくし、失職し、家族を失い、親類からは縁を切られるという事態が挿話的にはめ込まれます。

この一連の過程のなかで、何ヵ所かに歯止めをかけ、病気が進行しないようにするのが、治療上の社会的工夫です。犯罪行為をしようとしても、刑法がそれを取り締まります。家族や親族による安易な尻ぬぐいも、ギャマノンへの参加やカウンセリングによって、ブレーキをかけることが可能です。

しかし現在のところ、ギャンブル依存者に防禦の手立てがないのが、金融機関からの借金です。最近では、パチンコ店のビルの中に銀行が庇を借りている所も出現しました。こうやって銀行から借金し、銀行からの借り入れが不可能になったあとでも、消費者金融とヤミ金融が大きな網を張って待ち構えているのが今日の日本です。

知人・友人に借金を重ねてニッチもサッチもいかなくなったギャンブル依存者が、泣きつく所は消費者金融です。駅前に大手の消費者金融の看板が所狭しと並び、店舗を構えているのが、今日の日本に特有な風景になっています。郊外に出れば、国道沿いには無人店舗が並んでいます。テレビや新聞・雑誌でも、消費者金融の宣伝広告はひっきりなしです。

そうやって鳴りもの入りで営業している消費者金融の一大特徴が、無茶苦茶な〈与信〉です。担保をとらないのはもちろんのこと、与信枠も十万円か二十万円ではなく、百万円、二百万円と拡大の一途をたどっています。ひとことで言えば、返すあてのない人でも容易に借金できるような下地ができあがっています。ギャンブル依存にどっぷりつかってしまった患者にとっては、消費者金融の誘いはまさしく天の声に等しいものです。五万円借りてもギャンブルで勝てばすぐ返せると、ギャンブル依存者の思考は傲慢そのものになっています。その思考法では他人のお金も自分のお金です。こうやって何ヵ所からも借り続け、最後にはどこからいくら借りて、どこにいくら返したかも分からなくなります。借金の密林の中にさまよい込み、どんどん奥へはいって行くようなものです。

こうして借金の返済のためにまた借金をするようになったとき、ギャンブル依存者が手を出すのがヤミ金融です。貸し付け枠は十万円から二十万円ですが、目の玉の飛び出る高金利になります。近年では通常、銀行からの借り入れだと二%前後の金利ですが、これが消費者金融では十倍にはね上がり、さらにヤミ金に行きつくと、出資法で定めた年二十九・二%という貸金の上限金利を大幅に超えます。十日で五割、あるいは一日一割という法外な金利もあり年利七千%になることさえあります。こうなるともういくら支払っても元金を減らすのは不可能です。

このようなヤミ金融会社が全国に十万から二十万社あり、しかもターゲットにしているのが既に多重債務に陥っている人や、消費者金融の審査で門前払いになった人たちです。いったん消費者金融やヤミ金融に接触すると、個人情報は容赦なく記録され、名簿化されます。狙い撃ちの土台になっているのは、そうした人たちの名簿です。名簿屋から名簿を購入すると、業者は瀕死の動物を狙うハゲタカのように電話やダイレクトメールで集中攻撃をかけてきます。

攻撃をしかけられる相手は、もともとお金に困った、しかも金銭感覚の鈍った人たちですから、抵抗力はありません。ずるずると融資契約を結びます。そうした場合、初めから利息分を先取りされているのが常で、三万円借りたとしても実際に口座にはいるのは半分だったりします。なかには頼みもしないのに、勝手に金を振り込むいわゆる押し貸しも横行しています。

こうやって貸し付けたあとは、メディアでもよく取り上げられるような、連日連夜の厳しい取り立てが始まります。自宅や勤め先はもちろん、親類や隣近所にまで脅迫まがいの電話がかかるので、債務者は生きた心地もしなくなるのです。

このようなヤミ金融は最初の金利設定からして違法行為ですが、取り締まるには困難が伴います。連絡手段となっている携帯電話も不正入手したものであり、借金返済の振り込み先も架空口座になっていたりします。郵便物の受取先も代理私書箱を使っているので、ヤミ金融業者の特定はそう簡単にはいきません。

さらに、たとえ検挙したとしても、裁く法律は二つしかありません。上限金利を上回る高金利で貸し付けた点で出資法違反、貸金業登録をしなかった点で貸金業規制法違反というわけです。罰則とて、従来は三年以下の懲役もしくは三百万円以下の罰金、あるいはこれを併科したものでしかなく、犯罪の抑止力としては微弱なものでした。

ようやく二〇〇三年の七月、「ヤミ金融対策法」の成立で、罰則は五年以下の懲役もしくは一千万円以下の罰金、あるいはこれを併科したものに引き上げられました。法人に対してはさらに厳しく、高金利で三千万円以下、無登録営業で一億円以下の罰金です。しかも高金利の場合、受け取っても、支払いを要求しても罰則の対象になっています。さらには、無登録業者が広告を出したり、貸し付けを勧誘した場合の罰則、百万円以下の罰金が新設されました。

この法改正も、自己破産者が二〇〇二年度より毎年二十万人を超えるようになり、国内の自己破産者総数が百万人を超過したという恐るべき現状が追い風になったからでしょう。

二〇〇三年の推計ではヤミ金融の被害者は三十二万人、被害総額三百二十二億円です。

本来、法規制は事態を悪化させないためになされるべきなのですが、日本ではおしなべて後手後手になるきらいがあります。これでは、立法府も行政も、将来に眼を据えて仕事をしていないと非難されても仕方がありません。

自己破産者の累計が百万人超といえば、国民の百人にひとりがそうだということです。これを就業人口あたりに換算しなおせば、何と六十人にひとりが自己破産者になります。戦慄すべき数です。ここまで事態を放置してきた行政と立法府の怠慢は万死に値すると言えます。

二〇〇三年の改正法は、三年後の見直しが決められています。その際、是非とも次の二点が検討されなければなりません。

ひとつは、返済能力を超える貸し付け、つまり不当な与信を抑制する法も考慮することです。払えないと分かっている人を集中攻撃するのが消費者金融とヤミ金融の常套手口です。まさに深手を負って七転八倒して苦しんでいる動物を狙うハイエナ同然といえます。その行為そのものを法律で制限するのです。

ふたつめは、出資法に違反する高利の契約は無効にすることです。そうすれば、たとえ借りたとしても、元本返済は不要になり、貸した側の丸損になります。ヤミ金融がのさばる余地はほとんどなくなります。

米国には、クレジット債務に悩む消費者の相談の指導を行う全米クレジットカウンセリング協会（NFCC）があります。いわゆるNPOの団体ですが、運営基金の四分の三はクレジット業界、四分の一は連邦政府が負担しています。多重債務者からの相談があると、家計の収支バランスなどを専属カウンセラーが調べ、クレジット会社に対して債務の減免や、返済期限の延長、分割返済などの交渉を引き受けてくれます。全米に千三百ヵ所の支所があり、年間の相談件数は二百万件といいます。文字どおり貸金業界自らが、多重債務者に救済の手をさし伸べているのです。

これに対して日本には、大手の消費者金融会社がつくる日本消費者金融協会（ＪＣＦＡ）があり、多重債務者の借金を原則五百万円まで無利子で立て替えてやっています。しかし、そのお世話になるのは年間十数人であり、きめ細かさと活動の幅からみても、米国とは月とスッポンの差で、全くのおためごかしとしか言いようがありません。日本では、貸金業界自身が、多重債務者を救おうという意志を失っているのです。

また、国民の百人に一人の割でみられる自己破産者自体も、社会から全く放置された状態に置かれており、当人たちは徒手空拳で生活を模索し続けなければなりません。ギャンブル依存症や買物依存症で自己破産となった場合、その一部が精神科を訪れ、生活を含めたカウンセリングを受けるのみです。しかしこうした自己破産者全体の生活指導は、行政機関がサービスの一環として関与していくべきではないでしょうか。

4　教育

米国におけるギャンブル依存症の研究・治療の代表的な施設サウスオークス病院については、第一章で述べました。ニューヨークのロング・アイランドに位置し、米国では最も古い歴史をもつ私立精神科病院のひとつで、八十三エーカーの敷地に三百三十四床を有しています。

そこで長年ギャンブル依存症の治療と研究に献身しているのが、シェイラ・ブリュム女史です。

彼女がアルコール依存症の患者と初めて接したのは一九六二年、やはりニューヨークにある精神医療センターでした。ハーバード大学医学部を卒業してすぐの研修期間中だったので、彼女は二人の患者を特に選定して観察の対象にしました。ひとりはセンター内で最も重症に見えた患者、もうひとりは最も軽症に見えた患者です。あとで気づくのですが、前者は統合失調症の患者で、薬物療法と念入りな精神療法が施されていました。後者は五歳の子供を持つアルコール依存症の母親でしたが、病歴を読むと悲惨そのものの人生を送った女性でした。ところが、彼女に対しては何の治療もなされず、放置されたも同然だったのです。

おかしいと感じた若き研修医は、病棟医長のところに行き「何とか援助の方法はないのか」と質問しました。病棟医長の返事は、「無理無理、アルコール依存者に医療がしてやれることは何もない」でした。

二年後そのセンターにアルコール依存症のリハビリ部門が開設されたのですが、そこで働きたいと希望する医師はひとりもおらず、まだレジデントの研修を終えていなかったブリュム女史に白羽の矢が立ちます。病棟医長に直談判したくらいだから、アルコール依存症に興味があると見なされたわけです。以来十五年間、彼女はそこで働き、その後ニューヨーク州アルコール依存・乱用局の責任者になりました。

ブリュム女史がサウスオークス病院に移ったのが一九八四年であり、そこから今度は本格的なギャンブル依存症に対する治療と研究を始めたのです。アルコール依存症における経験が役立ったのはもちろんです。

私自身も一九九三年、第十三回日本社会精神医学会で、アルコール依存症に合併する病的賭博について発表した際、座長であった高名な精神科医から「ギャンブル依存は治りませんからね」とコメントを受けた経験があります。

「精神科医も家庭医も、問題を本当に理解してくれませんでした。わたしは医療従事者たちにこの病気にもっと注意を払ってもらいたいし、病気であることを認識してもらいたいのです。そうすればわたしのように、助力を得るまで二十五年間も待たなくてすみます。わたしがなめてきた辛酸を、他の人たちに繰り返してもらいたくありません」

これは一九八〇年代の後半、米国でギャマノンに所属していたギャンブル依存者の妻の述懐です。

現在、日本の精神科医療におけるこの病気への認識は、米国の二十年前と同じであり、ブリュム女史が研修医時代に遭遇したアルコール医療と同程度だといえます。「そんなものにかかわっても労力の無駄だ。医療は何もしてやれないよ」。女史を諭した病棟医長と同じ声が聞こえてきそうな状態にとどまっています。

病的賭博が公式の精神科診断項目として登場したのは、前述したように一九八〇年刊の『DSM—Ⅲ』の中です。これは米国での診断項目だったのですが、一九七五年刊の『ICD—9（WHO第9改正国際疾病分類）』が一九九二年に改正されて『ICD—10』になった際、やはり「病的賭博」として正式に疾患として承認されました。

ところが日本の精神科領域では、まだまだ関心の薄い真空状態が続いています。現在、精神科で最も権威ある成書といえば、中山書店から刊行された『臨床精神医学講座』でしょう。二〇〇一年に完結しましたが、本巻が全二十四巻、特別巻が全十二巻、別巻が二巻あり、各巻五百頁に及ぶ百科全書的なものです。この中で、病的賭博に関する記述は何と全部で一頁弱です。精神医学がギャンブル依存をほとんど視野に入れていない事実がそこに反映されています。

これだけ患者数が多く、社会的影響が甚大な疾患でありながら、この有様ですから、まずは精神科医自身が教育されなければなりません。社会への啓蒙や住民の教育はそれからです。

とはいえ、一部の精神科病院や精神科クリニックでは、すでに門戸を開き、治療を始めています。そこを積極的に利用していくのが今後の医療の充実につながります。社会の需要が高まれば、おのずから精神医療もその変化に対応していかねばならないからです。

以上、教育はまず精神医学の内部から始めなければならないと主張しましたが、その次に教育がなされなければならないのは、働く人々の職場ではないでしょうか。ギャンブル依存者は、主婦や退職者を別にすると、その病気の発端時に、ほとんど職業人であるといえます。したがって、職場のメンタルヘルスとして、このギャンブル依存症を認識することが、予防にも治療にも直結してきます。

従来、職場のメンタルヘルスで重要視されてきたのは、何といっても統合失調症の発症でした。十代後半から二十代に発症することが多いので、職場の長は部下の精神面での変化に気づく必要があったのです。その後、職場での自殺が増えるようになり、うつ病にも眼が配られ始めています。三つめはアルコール依存症で、これによる企業の人的資源の目減りも甚大なものがあります。

とくに運輸業界では、飲酒運転が事故に直結しますから、早期発見と治療が要請されます。運輸業で最近同じように注目され出したのは睡眠時無呼吸症候群で、これも事故予防の点から重要な疾患になりつつあります。

以上の四疾患に加えて、これからはギャンブル依存症にも配慮するようにすべきでしょう。外見や行動の変化に乏しく、身体的にも明らかな症状がないので、周囲には分かりにくいかもしれません。

しかし注意すれば、徴候を把握できます。最も顕著な変化は会社や同僚への借金です。給料の前借りや、退職金の前借り、度重なる同僚への借金などは、大きな目安です。上司が問いただしてギャンブル依存症の徴候が懸念されれば、治療機関の受診や自助グループへの参加を勧めるのが、職場でのメンタルヘルスの向上にもなります。大企業であれば産業医がいるはずで、そこに相談に行くように促すのも一方法です。

いずれにしても、ギャンブル依存症は、アルコール依存症同様に、慢性で進行性の疾患です。放置すれば後戻りすることなく重篤になっていくことを、職場の上司は知っておく必要があります。重症化した場合、当人が経理上の不正を働き、所属組織に損害を与える事態も予想され、その予防策としてもギャンブル依存症は職場における看過できない疾患なのです。

職場での啓発の次に重要なのは、地域での教育です。今日、精神保健福祉センターが各地に設けられ、住民に対する精神障害の啓蒙にも大きな努力が払われるようになりました。知的障害や薬物依存、アルコール依存、統合失調症やうつ病などに関する知識も、ひと昔前と比べると、飛躍的に普及しています。偏見の度合いも少なくなり、他の身体症と同じような曇りのない眼で見られるような望ましい変化が出てきています。

しかしこのギャンブル依存症については、いまだに、特殊な人、意志薄弱な人だけがギャンブルで身を滅ぼすのだという偏見がまかり通っています。病気ではなく、反社会的な行為に過ぎないという見方もまだまだ一般的です。公共の機関が、ことあるごとにギャンブル依存症の存在を告示しておくだけで、地域住民の意識は変わってくるはずです。

そして最後は、やはり青少年への教育も見落とすわけにはいきません。アルコール摂取が未成年者には禁じられているように、パチンコ店や公営ギャンブル場への出入りは十八歳未満の年齢層には不可能になっています。

とはいっても、アルコール飲料の自動販売機が街角に設置され、未成年者にも買える環境が放置されているのが、わが国の実態です。欧米の先進国では考えられないくらいの無策ぶりです。

同様にギャンブルについても、その青少年版とでもいうべきゲームセンターが、たいていの町には存在します。換金のシステムこそないのですが、音や光で満ち溢れる館内は、パチンコ店の雰囲気のジュニア版になっています。ギャンブルへの長い助走がこういう場所で形成され、成人になったときにはそのまま円滑にギャンブル場に足が向く仕組みができあがっているとも言えます。

アルコールに関しては、「酒が飲めなきゃ男ではない」というような風潮が、長く世間にはびこっていました。しかし現在では、飲酒運転が厳しく罰せられるようになって、アルコールへの警戒心はずい分高まってきました。〈百薬の長〉でも、度が過ぎれば〈毒水〉に変わるというわけです。

ギャンブルに関しても、「ギャンブルくらいできなきゃ男ではない」という考え方が色濃く残っているような気がします。アルコール同様に、程良いギャンブルは確かに娯楽になりますが、行き過ぎると病気が待っているという、物事の二面性を青少年の教育のなかで教えていくべきではないでしょうか。

エピローグ――「再生」

着のみ着のままに近い姿で、家を出たのが四十二歳のときでした。身を寄せるといえば、両親のところしかありません。わたしが家を去る日、夫は口実をもうけて家におらず、息子はクラブ活動で登校し、娘だけが見送ってくれました。「ダメなお母ちゃんでごめん」と頭を下げたとき、娘はワッと泣いて奥の部屋に消えました。

バス停までの坂道を下りながら、涙がとまりませんでした。それなのに、バスの窓からパチンコ店を眺めたとき、いま懐に充分なお金があるなら、店に駆け込んでいるだろうなと思いました。夫がくれたのは実家への新幹線の切符と、わずかな昼食代だけだったのです。

両親の家には、兄が先回りして待ち受けていました。三人とも怒りを通り越して、言葉を失っているようでした。「ここを尼寺と思って過ごせ。お前の食い扶持くらいは、俺がおふくろに渡す」と、兄はわたしを睨みつけました。

自分が十八歳まで育った家は、瓦を替えたり、サッシを取り替えたりして改修はされていましたが、隣近所のうちでは一番みすぼらしいままになっていました。近所の眼もあって、わたしは三、四ヵ月、外に出ませんでした。

母はまだスーパーにパートで出ていたので、昼間はわたしが父の食事をつくり、夕食の仕度もしました。買物は母が帰りがけにしてくるのです。

テレビのドラマを見ていて、パチンコ店が出たときや、新聞に新台入替えのチラシがはいっていたときなど、胸が締めつけられ、動悸がするのが分かります。やっぱり自分はパチンコにとりつかれているのだと思いました。

年が明けて、母がスーパーでパートを募集していると知らせてくれました。母の勤めているスーパーと同じ系列の店が隣町にあったのです。自転車で充分通える距離でした。野菜を店頭に並べる前に切り揃えたりする仕事で、時給も悪くありません。小遣いもない生活だったので、面接を受けに行き、採用されました。一日五時間の勤務で、昼過ぎには終わるのです。

専業主婦が長かったので、職場は新鮮でした。わたしは若いほうで、遠回しにあるいは直接に、同僚がいろいろ訊いてきますが、バツイチとだけ正直に答え、あとは適当に受け流していました。定休日は週一日だけなので、欠勤せずに勤めると月に手取りが十万円近くになりました。そのうちの四万円を家に入れ、社会保険料を払ってあとの四万円が自分で自由にできるお金でした。化粧品を買い、美容室にも行き始めたのです。それでも使い切れないので、貯金をしました。貯金が十万、二十万円と増えるのを確かめて、ひとりニンマリしていました。

勤め始めて一年くらいたったときでしょうか、給料の振り込み日に、何気なくパチンコ店にはいってみる気になったのです。打つつもりはなく、どういう台があるのか、チラッと眺めるつもりでした。

パチンコ台は地方差もあるのでしょうが、以前と様変わりしていました。五千円くらいなら損してもこたえないと思い、台の前に坐り、打ち始めました。とたんに、胸のうちからジワッと温まってくるような快感を覚えました。しばらくして大当りが来て、一時は二、三万ほどになり、そのあと潮が引くように出なくなったのですが、五千円損した割には、久しぶりに充実感を味わいました。もう少し時間的に余裕があれば絶対に勝つという自信もついたのです。

次のスーパーの定休日には、朝からもうパチンコ台の前に坐っていました。次の日からは、仕事の帰りに立ち寄るようになりました。勝っているような気がしたのは最初の頃だけで、あとは負け続け、貯めていたお金もあっという間になくなりました。勤め先の同僚四、五人に寸借するようになり、約束どおりに返済できずに、サラ金からも五万、十万と借り始めたのです。いつか通った道だとは分かりながらも、どうしようもなくなっていました。それでもパートの勤めだけは、雨が降ろうと風が吹こうと、必死で通いました。

しかしもう、給料だけではサラ金の支払いが追いつかないのは明白です。道端にあった看板を見てヤミ金に手を出したのもその頃です。勤め先でも、心ここにあらずの状態になっていたのでしょう、ミスが多くなり、リーダーから注意されるのもしばしばでした。

それでもヤミ金から借りた金を持ってパチンコ店に直行し、ふるえる手でパチンコ台にしがみつきました。持ち金を全部すってしまっても、店から出るのが恐く、じっと坐り続けるのです。パチンコ店の外が仮の世界で、光と音の溢れる店内こそが現実の世界のような気がしました。

男の人から誘われ、言われるがままにホテルに行き、お金を受けとったとき、こんな手もあったのだと思いました。

何が現実で何が夢なのか分からなくなって打ち続けていたとき、父がパチンコ店の中にはいって来て、わたしの腕をつかみました。「この馬鹿が、帰らんかい」とものすごい形相で叱りつけましたが、わたしはパチンコ台にしがみついたままでした。一騒動もち上がり、店員が仲裁にはいって、ようやく腰を上げました。

その夜、「またヤミ金に手を出したな。どうして親にまで迷惑かけんといかんのか。死んでくれ」と父が言い、傍で母は泣いていました。自分は若い頃酒ばかり飲んでいたくせに、娘に説教する資格があるのか、と私は心のうちで父親をにらみつけていました。

スーパーは休まされ、兄が東京から駆けつけたのは翌日です。「お前は生きていても何もならん。死ね。しかし死んだところで、生命保険もなかろう。とばっちりを受けるのはこっちだ。腎臓でも売って、借金を返すか」兄からはそう言われました。

母がどこからか聞いて来て、病院に連れていかれたのは次の日です。町はずれにある大きな精神科病院でした。どうして自分はこんなところに連れて来られたのだろうと思いました。両親と兄が付き添っていましたが、「こいつを一生、病院の中に閉じ込めておいて下さい」と兄が主治医に頼んだのを覚えています。

主治医はにこやかに首を振り、こう言いました。「これは病的賭博という病気です。ギャンブル依存症ともいいますが、治療すれば回復する病気です。治療しなければ、どんなにあがいても破滅の道をつき進むだけです。分かれ道の決め手はひとつ、自分がギャンブルをやめたいか、どうかです。やめたいなら、あなたの場合、入院がいいでしょう」

それを聞いてわたしは、やっぱり病気だったのだと納得する気持と、病気なんかではない、現に一年もやめていたではないかと、反発する気持に引き裂かれました。

「入院すると言え。入院しないなら、もうどこへでも行って、二度と帰って来るな」父が後ろのほうで怒鳴りました。

「先生の前で、ギャンブルをやめると言ったらどうだ。やめたくないなら、もう死ね」兄もわたしを責めます。

「自分の病気ですから、決めるのはあなたです」下を向いているわたしに主治医が言いました。

一分か二分沈黙が過ぎました。「どうしますか」と再度主治医から訊かれ、「入院します」とわたしは答えました。横にいた母がそっと涙をぬぐったのを見て、これでよかったのだと思いました。

主治医に連れられて、入院する病棟を親子四人で見学する際、「鍵はかからないのですか」と父も兄も驚いていました。「患者が逃げ出しませんか」と兄は不満気でした。わたしも変だとは思いましたが、主治医の返答が不思議にわたしの耳に残りました。「逃げ出した患者さんは、強制退院です。この病気は本人が主治医なので、主治医が逃げ出せば誰も追いかける者はいません。もちろん、病棟を抜け出してギャンブルをしたときも退院です」

自分が主治医なのか、とわたしは思いました。

その日から入院になり、衣類などは母が持って来てくれました。サラ金やヤミ金の借金については、ソーシャルワーカーが細かい対処法を兄に説明してくれました。ヤミ金関係は弁護士に相談して、一切の対応を引き受けてもらい、サラ金についても、債務を圧縮する方法があるようでした。

わたしが入院した病棟は〈心身医療センター〉という名がつけられ、四十人ほどが入院していました。八割がアルコール依存症で、あとの二割がギャンブル依存症と買物依存症でした。女性は六人で、ギャンブル依存は、わたしの他にもうひとり七十歳過ぎの人がいました。びっくりしたのは、六十歳を過ぎてもギャンブル依存症になるということでした。ご主人に死なれて、ひとり暮らしになってからパチンコにのめり込み、もう二度目の入院という話でした。

三ヵ月の入院にして、退院日はもう決めていました。三週間くらいはわけの分からないうちに過ぎました。アルコール依存症の患者が多いせいで、スタッフによる講義はアルコールに関するものが多く、ミーティングもアルコールの患者と一緒でした。

ひと月たって、ギャンブラーズ・アノニマスのミーティングに出てみないかと誘われました。それは週に一回あり、わたしたち入院患者の他に、OB患者や他のGAからの参加者などがいつも十人以上集まっていました。使うのは小さなパンフレットが二冊で、二百円で買わされました。

毎回、そのパンフレットにそって、自分の意見を述べるだけの集まりなので、わたしはこんなことで病気が治るのかと思いました。たいしてしゃべることもないので、当たり障りのないことを口にするだけでした。パンフレットの中に出てくる〈ハイヤーパワー〉や〈棚卸し〉などという耳慣れない言葉にも抵抗があったのです。しかし十数人のなかにはまだ十代や二十代のギャンブル依存者もいて、驚きました。二十代半ばのきれいな娘さんは、ギャンブル依存と買物依存の二つの病気をもっていました。

ある日、GAのミーティングが終わって病棟に戻りかけたとき、「デンちゃん」と名前を呼ばれました。GAでは本名は使わず、渾名で呼ぶのです。わたしは姓の才田の田をとってデンとしていたのです。

「心を開かんとダメよ。膿がいっぱいたまっているのを吐き出すと楽になる。膿が出るにしたがって、人の話がよく耳にはいるようになる」

テラさんという名のその女性は、わたしより四、五歳は上でした。この忠言は身に沁みました。事実この七、八年というもの、自分の胸の内を他人に話したことなどなかったのです。もちろん他人の話に耳を傾けたこともありません。唯一パチンコの資金づくりだけを考え続けて生きていました。

それ以降、ミーティングでポツリポツリと自分のことを口にできるようになりました。パチンコをやり始めた動機、貯金も使い果たして保険も解約し、夫のお金にも手をつけたこと、お金を工面するため嘘ばかりついたこと、家事も構わなくなったこと、千円札など価値がなくもうお金と思っていなかったことなど、話す材料はいくらでもあります。しかも誰にも言わなかったことなのです。テラさんが言ったように、それらを口にするたび、胸のつかえが軽くなっていくのを感じました。すると不思議なことに、他のGAのメンバーの話も自分の胸に響くようになったのです。

ＧＡのメンバーにはパチンコ依存ではなく、ボート依存や競馬依存の男性もいましたが、男も女もみんな似たようなコースをたどって、どん底に落ちていました。やはりこれは病気なのだと、納得がいきました。

ミーティングは、文字どおり言いっ放しの聞きっ放しでした。思っていること、感じていることをありのままにしゃべり、他のメンバーの話に耳を傾ける。それだけの一時間なのに、わたしには何よりの薬でした。自分の過去がよく見えるようになるにつれて、未来にも少しずつ光がさしてくるようでした。これまでは、先のことを考える余裕などなく、その日暮らしでした。あとさき考えると身がもたないので、すべてを忘れるためにパチンコに走っていたのです。

テラさんに誘われて、院外のＧＡにも参加させてもらいましたが、やはり二十人近くが集まり、半分は女性でした。わたしのようにバツイチの人もいれば、バツ二の人もいたり、だんなさんと一緒に来ている人もいたり、さまざまです。八十歳近い女の人もいて、この病気は自分ひとりだけではなかったのだ、もっと早くこういう集まりがあるのを知っておけばよかったと思いました。

入院の三ヵ月は、あっという間に過ぎた気がします。主治医の先生は退院のとき、「立派な入院生活でした。これからが本番です。今日一日ギャンブルをやめる、それだけを肝に銘じて生きていきましょう」と言ってくれました。担当の看護師さんが、「才田さん、きれいになられましたよ」と誉めてくれたのですが、まんざらお世辞ではなかったと思います。入院前は髪もとかず、化粧もせず、身なりも構わない毎日だったのです。

退院してからは、週一度通院してそのまま院内ＧＡミーティングに参加するようになりました。

月二回は、テラさんと一緒に夜開かれる院外のGAにも行き始めました。

ヤミ金への借金は、兄が弁護士と相談してカタをつけていました。サラ金の借金は、これも兄が個人民事再生の手続きをしており、月々三万円を向こう五年間払えばいいようになっていました。借金はもっとあったはずですが、そこは兄が身銭を切ったのだと思います。入院費は両親が払ってくれました。父と母に頭を下げ、兄にもお礼の手紙を書きました。心の底から謝罪し、礼を述べたつもりです。この何年か、年賀状も書かず、手紙さえも書いたことがなかったわたしとしては、大きな変化でした。兄からは「これからは口先でなく、行動で示してくれ」と短い電話がかかってきました。

前に勤めていたスーパーは辞めて、母が働いているスーパーで働き出しました。母としては、ずっと見張っておかないと心配でならなかったのでしょう。病院に行く日は休みにしてもらいました。

こうやって働いては通院し、GAミーティングに通う毎日が始まったのです。院外ミーティングの五周年記念の会には、近在の県や市からもGAのメンバーが馳せ参じて、二百人近くが集まりました。わたしも何かしゃべってくれと頼まれ、七分間だけ話しました。母も来ていましたが、涙をハンカチでふいている姿を見て、一瞬胸がつまりました。いい話だったと、あとでテラさんや他の仲間からも言われました。

この人のあとについていけば間違いは起こらないとわたしが思っているテラさんが、実はお寺の奥さんだと知ったのはずっとあとになってからです。お寺の奥さんでありながらパチンコに走ったとしたら、どんなに非難を受けたことか。辛さはわたし以上だったに違いありません。お子さんはなく、養子をもらって後継ぎにしてあるそうですが、寂しさも手伝って、ふと魔がさしたのでしょう。

テラさんはギャンブルを断って五年、わたしは間もなく三年になります。GAの仲間には、三年やめていてスリップしたり、半年で再入院したりする人もいます。どんなに長くやめ続けていても、崖っぷちに立っていることに変わりはないのです。軍隊と違って、五年やめている人が大佐で、一年目の人が軍曹というのではありません。みんなが横並びの初年兵だと思っています。実際、わたしも一度パチンコ台の前に坐ると、もうダメになるという実感があります。先生がよく言うのですが、〈一生治らない、しかし一生回復への道を進み続けることはできる〉は本当だと思います。

つい最近、GA発足十五周年の大会が東京の代々木であり、テラさんに誘われて、十人ばかりで集団参加しました。新幹線代や宿泊費がもったいない気もしましたが、自分へのご褒美だと考えたのです。講演があったり、女性だけのフォーラムが開かれたり、ナイトミーティングがあったりと、盛りだくさんの催しで、何年か分の勇気をもらった思いがしました。

わたしが東京に行くことは母が兄に知らせたのでしょう。会場近くのレストランで、兄夫婦と会い、昼食をごちそうしてもらいました。兄はまだわたしが本当にパチンコをやめているかどうか、不審がっていました。GAのパンフレットを見て、この「ガ」というのはいったい何だと訊いたくらいです。両親とてもわたしを疑う気持は同じなのです。夜にGAのミーティングに出て、少し遅くなったときなど、パチンコをしてきたのではないかと、父が特に疑いをかけるのです。

十年やめていても家族の不信感は消えないと、GAの仲間が言っていたのを思い出し、やめ続けるしかないのだと自分に言いきかせました。

「しかしお前が両親と一緒に居てくれて、それはありがたく思っている」別れ際に、兄が言ってくれました。

古い家に年老いた両親と共同生活するのは、気をつかう半面、自分はこうやって親のところに戻る運命だったのかなと思うこともあります。

半年ほど前でしたか、大阪の娘から手紙が来ました。実家の住所は古いノートでも見て調べたのでしょう。父親や兄には内緒の手紙でした。中学は何とか卒業して美術関係の高校に進学していました。高校は面白くて、不登校はなくなったと知り、胸をなでおろしました。娘は手紙に携帯電話の番号を書いてきたので、こちらからかけてみたのです。娘の声を聞いて涙がとまりませんでした。

今ではわたしも携帯電話を買い、娘からのメールを読み、こちらからも打ち返すようになりました。高校を卒業したら会いに来たいらしいのです。息子はどうしているのか、訊きました。税理士になる専門学校に行っているとのことでした。息子も妹が母親とメールのやりとりをしているのは、うすうす感づいているようだといいます。

いつか将来、娘、あるいは息子が会いに来たとき、ギャンブルを断っている姿を胸を張って見せるのが、わたしの生きる目標です。

おわりに——このままでは国がこわれていく

病気に対する社会の対策は、現代では洋の東西を問わずほぼ一定しています。発生したらすぐに臨床例から症状を学び、経過を観察し、病理の背景を研究し、できるだけ早急に治療法を考え、予防策も講じるのです。またその病気がどのくらいはびこっているのかをあぶり出す疫学調査も、当然不可欠になってきます。この一連の流れのなかで、すべての要素が連携をとりつつうまく機能して初めて、病気の抑え込みが可能になります。

ギャンブル依存症は、はたしてこうした病気としての正当な待遇を受けているのでしょうか。病気そのものの重篤さに加えて、誰も気づかないうちに病巣が深くなり、国民を蝕んでいっているのがこの病気の真の恐ろしさではないかと思います。

本書で私は、日本にはギャンブル依存者が少なくとも二百万人はいると推定しました。この病気の特徴のひとつは周囲に悩みを波及させることです。それも勘案すると、二百万人の五倍、ほぼ一千万人の国民がこの病気によって間接的・直接的に悩まされていることになります。事実、親戚や職場を見回して、ギャンブル依存症らしき病人に全く出会わないという人はほとんどいないのではないでしょうか。いないと答えた人は、気づかないだけの話です。

身体の病気はほとんどが本人のみに限定される障害であり、周囲が蒙る悩みは、いわゆる介護上の苦労です。知らず知らずに本人の病状を周囲の人たちが悪くしていたという病気は稀です。ところがギャンブル依存症は、そのカラクリに無知であると、本人を周囲が助けようとしてますます重症化させていく逆説的な病気です。しかも放っておけば自然に治る一過性の疾患ではなく、限りなく進行していく慢性の病気なのです。

本書のなかでは、ギャンブル依存症をアルコール依存症と対比させて論じてきました。慢性で進行性であり、周囲を巻き込み、知らないと周囲が病状を悪化させる点で、両者の性質はよく似ています。そして双方とも、人類の歴史とともに存在する古い病気です。つまり、アルコールもギャンブルも、昔から人間の生活の一部になっているという点でも類似しています。その意味でも、人間の社会からすべてのアルコールやギャンブルを禁じてしまうのは無謀な企てでしょう。ただ忘れてならないのは、本書で述べてきたような行き過ぎによる病気の存在なのです。

このことを天平の昔から為政者は知っていたと思われます。古くは八世紀の〈双六禁断の法〉から、鎌倉幕府の〈関東評定事書〉、室町幕府による〈建武式目〉、戦国時代に各大名が家臣に出した掟書、たとえば武田信玄の〈甲州法度〉、江戸時代の〈博奕禁止の法度〉、明治政府の〈賭博犯処分規則〉などにその毅然とした姿勢が表われています。

こうした行政当局者の慎重な態度が一変したのは第二次世界大戦後です。自らの手でギャンブル市場を拡大しました。宝くじと競馬をいち早く復活させ、一九四八年に競輪、一九五一年に競艇が新設され、その後オートレースも加わりました。為政者がギャンブルの胴元になって収益を伸ばし、二十年後の公営ギャンブル売り上げ総額は一兆四千億円にまで達したのです。

こうした公営ギャンブルの隆盛に唯一歯止めをかけたのは、一九六九年の美濃部東京都知事による首都での公営ギャンブル廃止でした。しかしこれは一時の徒花《あだばな》に終わり、その後はこれに追従する行政の動きはありません。

幸いなことに現在、公営ギャンブルは、中央競馬を含めて、軒並み衰退の道をたどっています。いずれは見直しの時期が到来すると思われます。

公営ギャンブルの不人気と反比例して、現代のギャンブル市場を席巻しているのが、パチンコとスロットマシンです。全国いたる所に浸透し、横浜など地域によっては朝の九時から夜の十一時まで営業しています。大きな駅があれば、その周辺には必ず複数のパチンコ店がある。国道沿いに派手な大建築が出現すれば、パチンコ店と思って間違いがない。それが日本の野放図な風景です。パチンコの台数は全国に五百万台あるといわれています。なんと成人人口の二十人に一台存在する勘定になります。

問題は、法律上これがギャンブルと見なされていないことです。パチンコ業界の名称も〈全日本遊技事業協同組合連合会〉であり、あくまでもゲームなのです。本書の第三章で、パチンコとスロットマシンこそが、ギャンブルにおける日本の特殊な面であることを強調しました。本来、年齢差や性別によって、好まれるギャンブルの種類は違ってくるのですが、パチンコとスロットマシンは、老若男女を区別なく魅了し、病気を生み出しています。最近では女性専用のパチンコ店もできました。女性市場を拡げるのがねらいでしょう。にもかかわらず、行政当局、警察、そして経営者たちは、パチンコもスロットマシンもギャンブルではないと強弁しています。鹿を指《さ》して馬と為《な》すとはこのことであり、この事実を諸外国が知れば、何という未開の非文明国かと、一斉に嗤《わら》うでしょう。

ギャンブル依存者を間接的に病気の深みに追いやっている消費者金融やヤミ金融の横行も、ひと昔前までは考えられなかったことです。ギャンブルをギャンブルでないとする詭弁、放置された金融業の〈与信〉という二つの社会的な側面から考慮しても、現在の為政者は日本の歴史のなかで最もギャンブルに対して無策であると断言できます。

ひるがえって医学の面から眺めてみると、ここでもギャンブル依存症の理解と対策は貧困極まりない段階にとどまっています。社会的な啓蒙がないせいで精神医学への要請も最小限にとどまり、精神医療のほうもギャンブルへの関心がないため社会への提言もできないという、悪循環がみられます。

わが国には介護を要する痴呆高齢者が百五十万人いると見積もられ、政府は必死になってその対策を講じています。それより多いギャンブル依存症については、一顧だにしません。

技術革新をし、経済を発展させ、国民総生産を増やして、その富を日本という器にいくら入れたとしても、その器にひびがはいり、こわれてしまえば、富もこぼれ落ちます。まさしく、現状のままでは、日本はギャンブルによってこわれていくに違いありません。

付録　ＧＡ十二のステップ抜粋

ステップ１　私たちはギャンブルに対して無力であり、自分の生活を制御できなくなったことを認めた。

経験の分かち合い

・楽しむためのギャンブルでなくなったときの例をあげて下さい。

・ミーティングに参加し続けて、無力を受け入れることができるようになりましたか。

・ギャンブルを実際にやっていたとき、意志の力が働かなかったのはどのような時でしたか。

・定期的にミーティングに出席して、どのようなことに気がつきましたか。

ステップ２　自分を超えた偉大な力が、私たちを正常な考え方と生き方に戻してくれると信じるようになった。

経験の分かち合い

・ギャンブルをやめ続けてからの生活や行動について、良くなりましたか、悪くなりましたか、どちらですか。

・事実に直面したとき、よく考えてからではなく、考えなしで言葉に出してしまうので、大失敗をしてしまいますか。

・以前よりメンバーの話を聞けるようになりましたか。自分の考えを正直に話せるようになりましたか。

ステップ3　私たちの意志と人生を、自分なりに理解したこの力の配慮にゆだねる決心をした。

経験の分かち合い

・GAにつながってから、ハイヤーパワーの配慮にゆだね始めていますか。

・GAにつながってから、あなたはどのように変われましたか。あなたは行動をどのように変えたいですか。

・ギャンブルをしていない今のあなたは、退屈ですか。どうしてですか。

ステップ4　自己を点検し、恐れることなく自分自身の道義および財務上の棚卸し表を作った。

経験の分かち合い

・私たちの生活のなかで、問題となった強迫観念はどのようなことですか。行き過ぎた行為とはどのような行為でしたか。

・私たちのどのような経験が、GAへと導いたのですか。またGAのプログラムを信じるようになったのは、どんなことからでしたか。

・私たちは以下のことで、自分以外の人を非難してしまう傾向があるのです。私たちの失敗で。ギャンブルでの負債や失敗で。

・自分以外の人の棚卸しをしていませんか。何のために?
・自分の際立った欠点を次から選んで下さい。ひとりよがり、ねたみ、あせり、怒り……

ステップ5　自分自身ともう一人の人間に対し、自分の過ちの本質を認めた。
経験の分かち合い
・嘘をついたことや、問題から逃げる習慣があったと思いますが、その結果はどうでしたか。
・GAにつながってから、自分自身と他の人に対してもっと正直になりましたか。説明して下さい。
・孤独感から解放されましたか。今はどうですか。
・過去の罪悪感と後悔が取り除かれ、嘘をつくのをやめたことで、心の平和がどのようにもたらされましたか。
・物質的な欲求のために、必要以上に欲しがりましたか。収入以上の生活をした結果、引き起こされた損害についてはどうですか。

ステップ6　私たちはこれらの性格上の欠点を除く用意を、すべて整えた。
経験の分かち合い
・大人として成長したいと気づいたのは、GAにつながる前でしたか。それともGAにつながってからですか。

・メンバーの話を、心を開いて聞こうとしていますか。
・私たちのこれからの生き方に、意味または目的がありますか。「ハイヤーパワーの意志」をどのように解釈していますか。
・「今日一日」という言葉があります。この言葉は私たちに何をもたらすと思いますか。

ステップ7　自分が理解している神に対し、私たちの短所を取り除いてくれるよう謙虚に頼んだ。
経験の分かち合い
・謙虚さを受け入れようとしている自分は、弱い人間だと思いますか。
・ＧＡのミーティングに初めて参加したときは、恥ずかしかったですか。恐ろしかったですか。他に感じたことはどんなことでしたか。
・自分自身が正直になることや、寛容であることや、優しさについて、どう思いますか。

ステップ8　私たちが傷つけたすべての人のリストを作り、その人たちすべてに進んで償いをする気になった。
経験の分かち合い
・病的なギャンブルのため、どのように他の人を傷つけてきましたか。
・今まで敵だと思っていた人が、実は良き友人だったと気づきましたか。
・怒りと焦りは、どのように他の人に影響を及ぼし、負担をかけたのですか。

・GAのなかで自信がついていますか。あるいは癒されていますか。

ステップ9　どこであれ、そうすることがその人たちや他の人たちを傷つける場合をのぞき、直接の償いをした。

経験の分かち合い

・怒りは少なくなりましたか。問題をはっきりと客観的にとらえられるようになりましたか。
・埋め合わせの機会があったのに、償いをしなかったのはなぜですか。これからどのようにしたらよいのでしょうか。
・GAにつながって、現在のあなたの成長とは？
・自分に正直であることの必要性を、自覚するようになりましたか。

ステップ10　自分自身の棚卸しを続け、間違ったときは即座にそれを認めた。

経験の分かち合い

・GAの生き方を、日常の生活にどのように当てはめていますか。
・GAにつながってから、怒りは減りましたか。どうしてですか。
・まだ怒りの感情を正当化していますか。
・あやまることは、たやすくなりましたか。いつ頃からそうなりましたか。なぜですか。

ステップ11　祈りと瞑想を通して、自分なりに理解した神との意識的な交わりを深め、私たちに向けられた神の意志を知り、実践の力がそなわるようにひたすら祈った。

経験の分かち合い

・心を開くことと、他の人への関心はどのように良くなりましたか。
・新しい生き方を身につけることができるようになりましたか。
・「慰めは受けるよりも与えるほうが良い」「理解されるより理解するほうが良い」「許されるよりも許すほうが良い」。なぜですか。
・私たちの真実と正直の新しい価値。それはうまくいっていますか。

ステップ12　これらの原理を私たちの生活全般で実行する努力を続け、他のギャンブル依存者に対してこの教訓を伝えるよう努めた。

経験の分かち合い

・他のメンバーを、自ら進んでいつでも手助けできますか。
・多くのメンバーが、なぜ「病的なギャンブラーになって良かった」と言うのですか。
・状況を過度に処理しようとしていませんか。メンバーの回復に深入りしすぎていませんか。
・他のメンバーが怒って混乱している姿を見るとき、どのように自分を振り返ることができますか。
・あなたがギャンブルをしていないということは、何を象徴していますか。

「GA日本インフォメーションセンター」の連絡先は左記のとおりです。

郵　便　〒242―0029
　　　大和市上草柳2―13―2　弥生荘10号室
　　　GA日本インフォメーションセンター
Fax　046―263―3781
Eメール　gajapan@js7.so-net.ne.jp
ホームページ　http://www005.upp.so-net.ne.jp/gajapan/

Shaffer, H. J., Stein, S. A., Gambino, B. et al.(ed.): Compulsive Gambling. Lexington, Massachusetts, 1989.

Smith, G. J.: Sucker bet or sure thing: a critical analysis of sports lotteries. J. Gam. Stud. 8:331-349, 1992.

副田秀二：産業精神保健における病的賭博―借金をかかえる従業員―．産衛誌 46:A35-A37, 2004.

Stojanov, W., Karayanidis, F., Johnston, P. et al.: Disrupted sensory gating in pathological gambling. Biol. Psychiatry 54:474-484, 2003.

Templer, D. I., Kaiser, G., Siscoe, K.: Correlates of pathological gambling propensity in prison inmates. Compr. Psychiatry 34:347-351, 1993.

Van Gestel, S., Van Broeckhoven, C.: Genetics of personality : are we making progress? Molecular Psychiatry 8:840-852, 2003.

Volberg, R. A., Steadman, H. J.: Accurately depicting pathological gamblers: policy and treatment implications. J. Gam. Stud. 8:401-412, 1992.

Wildman II, R. W.: Pathological gambling: marital-familial factors,implications, and treatments. J. Gam. Behav. 5:293-301, 1989.

Wolfgang, A. K.: Gambling as a function of gender and sensation seeking. J. Gam. Behav. 4:71-77, 1988.

Wong, I. L. K., So, E. M. T.: Prevalence estimates of problem and pathological gambling in Hong Kong. Am. J. Psychiatry 160:1353-1354, 2003.

読売新聞社会部：ヤミ金融．中央公論新社，2003.

Zimmerman, M., Breen, R. B., Posternak, M. A.: An open-label study of citalopram in the treatment of pathological gambling. J. Clin. Psychiatry 63:44-48, 2002.

Lorenz, V. C., Yaffee, R. A.: Pathological gambling: Psychosomatic, emotional and marital difficulties as reported by the spouse.J. Gam. Behav. 4:13-26, 1988.
Lorenz, V. C., Yaffee, R. A.: Pathological gamblers and their spouses: problems in interaction. J. Gam. Behav. 5:113-126, 1989.
Malkim, D., Syme, G. J.: Personality and problem gambling. Int. J. Addict. 21:267-272, 1986.
増川宏一：賭博ⅠⅡⅢ．法政大学出版局，1980～1983.
McElroy, S. L., Pope, H. G. Jr., Hudson, J. I. et al.: Kleptomania: a report of 20 cases. Am. J. Psychiatry 148:652-657, 1991.
Mok, W. P., Hraba, J.: Age and gambling behavior: a declining and shifting pattern of participation. J. Gam. Stud. 7:313-335, 1991.
Moody, G.: Parents of young gamblers. J. Gam. Behav. 5:313-320, 1989.
Moran, E.: Gambling as a form of dependence. Br. J. Addict. 64:419-428, 1970.
森山成彬：病的賭博．九神精医 38:129-140, 1992.
森山成彬：病的賭博における離脱・解離症状および気分障害．アルコール依存とアディクション 13:110-115, 1996.
森山成彬：ギャンブルの病理．臨床精神医学 30:845-851, 2001.
森山成彬，古賀　茂，塚本浩二，他：アルコール依存症に合併した病的賭博．精神医学 36:799-806, 1994.
小田優子：女性のための自己破産せずに借金を返す方法．PHP研究所，2003.
岡崎昂裕：自己破産の現場．角川書店，2003.
Pallanti, S., Quercioli, L., Sood, E. et al.: Lithium and valproate treatment of pathological gambling: a randomized single-blind study. J. Clin. Psychiatry 63:559-564, 2002.
Petry, N. M.: Validity of a gambling scale for the addiction severity index. J. Nerv. Ment. Dis. 191:399-407, 2003.
Petry, N. M., Kiluk, B. D.: Suicidal ideation and suicide attempts in treatment-seeking pathological gamblers. J. Nerv. Ment. Dis. 190:462-469, 2002.
Potenza, M.N., Steinberg, M.A., McLaughlin, S.D. et al.: Gender-related differences in the characteristics of problem gamblers using a gambling helpline. Am. J. Psychiatry 158:1500-1505, 2001.
Potenza, M. N., Steinberg, M. A., Skudlarski, P. et al.: Gambling urges in pathological gambling. Arch. Gen. Psychiatry 60:828-836, 2003.
Presta, S., Marazziti, D., Dell'Osso, L. et al.: Kleptomania: clinical features and comorbidity in an Italian sample. Compr. Psychiatry 43:7-12, 2002.
Ramirez, L. F., McCormick, R. A., Russo, A. M. et al.: Patterns of substance abuse in pathological gamblers undergoing treatment. Addict. Behav. 8:425-428, 1983.

logic catchment area study. Am. J. Public Health 88:1093-1096, 1998.
Daghestani, A. N.: Why should physicians recognize compulsive gambling? Postgraduate Med. 82:253-263, 1987.
DeCaria, C. M., Hollander, E., Grossman, R. et al.: Diagnosis, neurobiology, and treatment of pathological gambling. J. Clin. Psychiatry 57(suppl 8):80-84, 1996.
Dell, L. J., Ruzicka, M. F., Palisi, A. T.: Personality and other factors associated with the gambling addiction. Int. J. Addict.16:149-156, 1981.
England, S. L., Götestam, K. G.: The nature and treatment of excessive gambling. Acta Psychiatr. Scand. 84:113-120, 1991.
Frey, J. H.: Gambling on sport: policy issues. J. Gam. Stud. 8:351-360, 1992.
Grant, J. E.: Family history and psychiatric comorbidity in persons with kleptomania. Compr. Psychiatry 44:437-441, 2003.
Grant, J. E., Kim, S. W.: Demographic and clinical features of 131 adult pathological gamblers. J. Clin. Psychiatry 62:957-962, 2001.
Grant, J. E., Kim, S. W.: Gender differences in pathological gamblers seeking medication treatment. Compr. Psychiatry 43:56-62, 2002.
Grant, J. E., Kim, S. W.: Comorbidity of impulse control disorders in pathological gamblers. Acta Psychiatr. Scand. 108:203-207, 2003.
Harris, H. I.: Gambling addiction in an adolescent male. Psychoanal. Quart. 33:513-525, 1964.
Heineman, M.: Parents of male compulsive gamblers: clinical issues/ treatment approaches. J. Gam. Behav. 5:321-333, 1989.
Hollander, E., DeCaria, C. M., Mari, E., et al.: Short-term single-blind fluvoxamine treatment of pathological gambling. Am. J. Psychiatry 155:1781-1783, 1998.
Hollander, E., Kwon, J. H., Stein, D. J., et al.: Obsessive-compulsive and spectrum disorders: overview and quality of life issues. J. Clin. Psychiatry 57(suppl 8):3-6, 1996.
Horodecki, I.:The treatment model of the guidance center for gamblers and their relatives in Vienna/Austria. J. Gam. Stud. 8:115-129, 1992.
Ibáñez, A., Blanco, C., Moreryra, P. et al.: Gender differences in pathological gambling. J. Clin. Psychiatry 64:295-301, 2003.
Jacobs, D. F., Marston, A. R., Singer, R. D. et al.: Children of problem gamblers. J. Gam. Behav. 5:261-268, 1989.
Lesieur, H. R., Puig, K.: Insurance problems and pathological gambling: J. Gam. Behav. 3:123-135, 1987.
Lesieur, H. R., Rothschild, J.: Children of Gamblers Anonymous members. J. Gam. Behav. 5:269-281, 1989.

参考文献

阿部　猛：万葉びとの生活．東京堂出版，1995.

Abt, V., McGurrin, M. C.: Commercial gambling and values in American society : the social construction of risk. J. Gam. Stud. 8:413-420, 1992.

Bergh, C., Eklund, T., SÇèdersten, P. et al.: Altered dopamine function in pathological gambling. Psychol. Med. 27:473-475, 1997.

Black, D. W., Goldstein, R. B., Noyes, R. Jr. et al.: Compulsive behaviors and obsessive-compulsive disorder (OCD): lack of a relationship between OCD, eating disorders, and gambling. Compr. Psychiatry 35:145-148, 1994.

Black, D. W., Moyer, T., Schlosser, S.: Quality of life and family history in pathological gambling. J. Nerv. Ment. Dis. 191:124-126, 2003.

Blaszczynski, A. P., McConaghy, N., Frankova, A.: Crime, antisocial personality and pathological gambling. J. Gam. Behav. 5:137-152, 1989.

Boyd, W. H., Bolen, D. W.: The compulsive gambler and spouse in group psychotherapy. Int. J. Group Psychother. 20:77-90, 1970.

Brenner, G. A., Brenner, R.: Gambling: The shaping of an opinion. J. Gam. Stud. 6:297-311, 1990.

Breo, D. L.: In treating the pathological gambler, MDs must overcome the attitude, `Why bother?' JAMA 262:2599-2603, 1989.

Brown, R. I. F.: Pathological gambling and associated patterns of crime: comparisons with alcohol and other drug addictions. J. Gam. Behav. 3:98-114, 1987.

Browne, B. R.:The selective adaptation of the Alcoholics Anonymous Program by Gamblers Anonymous. J. Gam. Stud. 7:187-206, 1991.

Carrasco, J. L., Sáiz-Ruiz, J., Hollander, E. et al.: Low platelet monoamine oxidase activity in pathological gambling. Acta Psychiatr. Scand. 90:427-431, 1994.

Ciarrocchi, J. W., Kirschner, N. M., Fallik, F.: Personality dimensions of male pathological gamblers, alcoholics, and dually addicted gamblers. J. Gam. Stud. 7:133-141, 1991.

Ciarrocchi, J. W., Richardson R.: Profile of compulsive gamblers in treatment: update and comparisons. J. Gam. Behav. 5:53-65, 1989.

Cloninger, C. R.: A systematic method for clinical description and classification of personality variants: a proposal. Arch. Gen.Psychiatry 44:573-588, 1987.

Cunningham-Williams, R. M., Cottler, L. B., Compton III, W. M.: Taking chances: problem gamblers and mental health disorders — Results from the St. Louis epidemio-

新潮選書

ギャンブル依存《いぞん》とたたかう

著　者………………帚木蓬生《ははきぎほうせい》

発　行………………2004年11月20日
9　刷………………2016年12月25日

発行者………………佐藤隆信
発行所………………株式会社新潮社
〒162-8711 東京都新宿区矢来町71
電話　編集部 03-3266-5411
読者係 03-3266-5111
http://www.shinchosha.co.jp
印刷所………………二光印刷株式会社
製本所………………株式会社大進堂

乱丁・落丁本は、ご面倒ですが小社読者係宛お送り下さい。送料小社負担にてお取替えいたします。
価格はカバーに表示してあります。

ISBN978-4-10-603543-2 C0311

よい食事のヒント
最新食品学と67のヘルシー・レシピ
丸元淑生

毎日の食事で、ガン・心臓病・ボケから身体を守ろう！　元気で長生きするための最新食品情報を紹介。野菜・魚・旬の素材を使う簡単で役立つレシピ付き。

《新潮選書》

強い者は生き残れない
環境から考える新しい進化論
吉村仁

生物史を振り返ると、進化したのは必ずしも「強者」ではなかった。変動する環境の下で、生命はどのような生き残り戦略をとってきたのか、新説が解く。

《新潮選書》

西洋医がすすめる漢方
新見正則

漢方なんて胡散臭い？　いえいえ、臨床の現場ではけっこう効くんです。サイエンス至上主義だった外科医が患者と向き合う中で発見した漢方の魅力を語る。

《新潮選書》

「患者様」が医療を壊す
岩田健太郎

医者と患者は対等であるべきだ、という「正しい」言説が、医者も患者も不幸にする。意外な視点から、医療現場の対立構造を解きほぐす、快刀乱麻の一冊。

《新潮選書》

日本人は
なぜ日本を愛せないのか
鈴木孝夫

強烈な自己主張を苦手とし、外国文化を巧みに取り込んで〝自己改造〟をはかる国柄は、なぜ生まれたのか。右でも左でもなく日本を考えるための必読書。

《新潮選書》

木を植えよ！

宮脇昭

土地本来の森こそ災害に強く、手間がかからず、半永久的に繋り続ける。照葉樹林文化をルーツとする日本人よ、庭に、街に、森を作れ！「実践派」植物生態学者の熱い提言。

《新潮選書》

自爆する若者たち
人口学が警告する驚愕の未来
グナル・ハインゾーン
猪股和夫 訳
テロは本当に民族・宗教のせいなのか？ 人口データとテロの相関関係を読み解き、危機の本質を問い直す。海外ニュースが全く違って見えてくる一冊。
《新潮選書》

東洋医学を知っていますか
三浦於菟
葛根湯はカゼの万能薬？ 漢方は本当に副作用がない？ 「気」とは？ そういえば知らない東洋医学の世界を50のQ&Aで解説。主な漢方薬の効能リスト付。
《新潮選書》

がん検診の大罪
岡田正彦
検診を受けるほど、がんのリスクは高くなる！統計データの分析によって、現代医療の陥穽を警告し、予防医学の立場から、本当の医療とは何かを問う。
《新潮選書》

卵が私になるまで
——発生の物語——
柳澤桂子
一ミリにも満たない受精卵は、どういうメカニズムで《人間のかたち》になるのだろう？ 生物学の最前線が採り得た驚くべき生命現象を分かりやすく解説。
《新潮選書》

「密息」で身体が変わる
中村明一
近代以降百余年、日本人の呼吸は浅く、速くなった。私たちの身体に眠る「息の文化」をいかにして取り戻すか。ナンバ歩き、古武術に続く画期的身体論！
《新潮選書》

真っ当な日本人の育て方
田下昌明
「壊れた日本人」の出現は、永年受け継がれてきた育児法が、戦後日本からなくなった結果である。現役のベテラン小児科医がたどりついた「救国の育児論」。
《新潮選書》

日本・日本語・日本人

大野晋
森本哲郎
鈴木孝夫

日本語と日本の将来を予言する！　英語第二公用語論やカタカナ語の問題、国語教育の重要性などを論じながら、この国の命運を考える白熱座談二十時間！

《新潮選書》

仏教に学ぶ老い方・死に方

ひろさちや

現代日本人はなぜ老いを恐れるのか？　世間の物差しを捨て、生の意味を見直そう。頑張るな。我儘に生きよ——仏教の説く「老と死」の深い知恵に学ぶ。

《新潮選書》

英語教師　夏目漱石

川島幸希

漱石は英検何級かご存知？　現役東大生との英語実力比較、学生時代の英作文、漱石の授業風景などを交えつつ、懸命に生徒を教えた教師漱石の姿が甦る！

《新潮選書》

水の健康学

藤田紘一郎

長生きの秘訣は水にあった！　知れば知るほど不思議な水の性質とからだの関係をやさしく解説。老化や病気の予防に役立つウォーター・レシピも紹介する。

《新潮選書》

怯《おび》えの時代

内山節

これほど人間が無力な時代はなかった。個人、国家、地球、それぞれのレベルで解決策がないことに気づき始めている。気鋭の哲学者が、「崩れゆく時代」を看破する。

《新潮選書》

こうすれば病気は治る

心とからだの免疫学

安《あ》保《ぼ》徹

すべての謎は解けた！　肩こり・腰痛から、高血圧などの生活習慣病、そしてガン・膠原病まで。世界的免疫学者が解明する病気の本当の原因とその対処法。

《新潮選書》